Thomas Klein, D.O.
Joseph Schoeninger

Osteopathie

Surfen im Körper

Schneller gesund:
Ihre Selbstheilungskräfte aktivieren

Mehr Leistung für Körper, Seele und Geist:
Ihre positiven Energien nützen

Essen Sie bewußt:
Vitalstoffe für Ihren Körper

Lieben Sie Ihren Sport:
Die Philosophie der Weltklasse-Athleten

Stärken Sie sich:
DOlittle – Übungen für große Erfolge

ÜBER DIESES BUCH

Die Osteopathie ist in den letzten Jahren für Sportler, für aktive Menschen, für Kinder und Jugendliche, für gestresste Manager und für viele Rekonvaleszente zu einer Medizin fürs Leben geworden. Erfolgreiche Behandlungen bei Breitensportlern, nach Burnout-Syndromen, nach Verletzungen und Schmerzzuständen aller Art, machen die osteopathische Medizin zu einer modernen ganzheitlichen Medizin, die die Selbstheilungskräfte im Körper aktiviert. Das Vertrauen vieler Leistungssportler und Weltklasse-Athleten gibt den Erfolgen Recht. Die besten Methoden zum Aktivieren der körpereigenen Energie, zu hoher Leistungsfähigkeit und vitaler Gesundheit bietet dieses Buch.

- Die osteopathischen Behandlungen
- Die Akupunktur & Homöopathie
- Die Energiequellen des Körpers
- Die richtige Ernährung
- Sport – das Energie-Elixier
- Wie Sie die Selbstheilung aktivieren
- DOlittle – das Selbstbehandlungsprogramm

Dieses Buch ist Samia, Tabea, Elena, Robby,
der Familie Klein,
sowie Elisabeth Schöninger und Hilde Kollegger gewidmet

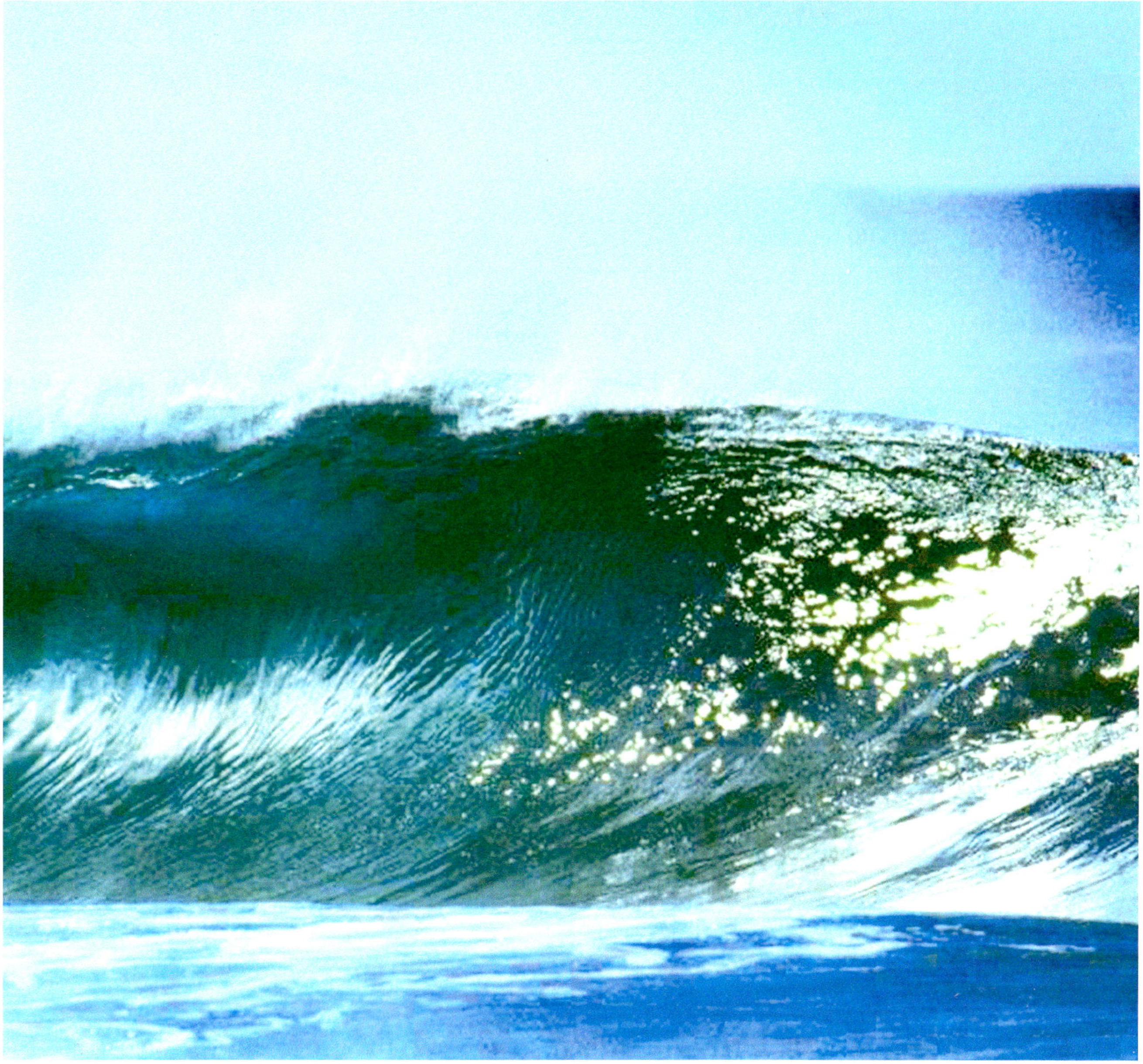

Foto Thorsten Indra

INHALT

KAPITEL 1

OSTEOPATHIE 11
Geschichte und Entwicklung 14
Die Osteopathie in den USA 14
Die Osteopathie in Europa 14
Philosophie & osteopathische Prinzipien 15
Was heißt ganzheitlich? 16
Die Selbstheilungskräfte aktivieren 16
Das Bindegewebe 17
Die Wirkungsweise der Osteopathie 18
Osteopathie und Schulmedizin 21
Die Behandlungstechniken 24
Das parietale System 24
Das viszerale System 24
Das craniosakrale System 25

KAPITEL 2

SEHEN – ERKENNEN – KORRIGIEREN – SELBSTHEILUNGSKRÄFTE AKTIVIEREN 31
Nach der ersten Behandlung 33
Osteopathie bei Frauen 33
Osteopathie bei Männern 34
Osteopathie bei Kindern & Säuglingen 34
Osteopathie bei Kopfschmerzen 37
Osteopathie bei Schulter- und Nackenschmerzen 38
Osteopathie bei Kreuzschmerzen 38
Osteopathie bei Verdauungsproblemen 39
Osteopathie bei Sportlern 41
- Meniskusschaden 41
- Muskelzerrung und Muskelruptur 41
- Bandzerrung / Bandruptur / Sehnenruptur 41
- Distorsion / Umknicktrauma 43
- Frakturen 43
- Tennisarm 43
Arthrose 43
Therapien bei Gelenkerkrankungen 47
Fibromyalgie 48

KAPITEL 3

KOMPLEMENTÄRE HEILMETHODEN 51
Die Akupunktur 53
Die Akupressur 56
Die Homöopathie 57
Die Schüßler Salze 60

KAPITEL 4

ENERGIEN FÜR KÖRPER, SEELE UND GEIST 65
Positive Energien des Geistes 67
Die Kraft des Glaubens 68
Die Energien der Liebe 70
Die Herzensqualitäten 72
Die Kraft des Lächelns 73
Der gesunde Schlaf 74
Das richtige Atmen 75
Die Kraftorte 76
Energie durch Düfte und Aromen 77
Energie durch Farben 80
Die Energien der Kinder 80
Die Energie der Natur 84
Negative Energien 85
Das Burnout-Syndrom 85
Bewegungsmangel 86
Stress 86
Angst 88
Ärger 89
Chaos im Alltag 90
Falsche Ernährung & [illegible]ussgifte 91
Elektrosmog & Elekt[illegible]netische Felder 91
Die beharrenden Kräf[illegible] 91

KAPITEL 5

ERNÄHRUNG 95
Die Verdauung 98
Fett ist nicht gleich fett 99
Der Mensch ist, was er isst 99
Die Natur ist der Vitalstoff 100
Die Chinesische Ernährungslehre 104
Zuviel Zucker ist Gift 104
Die Genußgifte 106

KAPITEL 6

SPORT – DAS ENERGIE-ELIXIER 109
Liebe Deine Sportart 113
Überwinde Deine Ängste 114
Laufen 114
Nordic Walking 117
Inlineskaten 117
Tennis & Squash 119
Golfen 119
Skifahren & Snowboarden 119
Langlaufen 120
Klettern 120
Bergwandern 120
Mountainbiken 120
Wellenreiten, Windsurfen, Kiteboarden 120

KAPITEL 7

DOLITTLE – DAS ÜBUNGSPROGRAMM FÜR GROSSE ERFOLGE 123
The DOliitle Exercises 126
Übungen zur Stabilität und Statik-Verbesserung 126
Die DOlittle-Dehnübungen 129
Die Übungen zur Organ-Mobilität 132
Die sechs heilenden Laute 132
Übungen mit Geräten: Das X-Co 140

Die Fotografen 142
Adressen & Kontaktdaten 143
Die Autoren 144

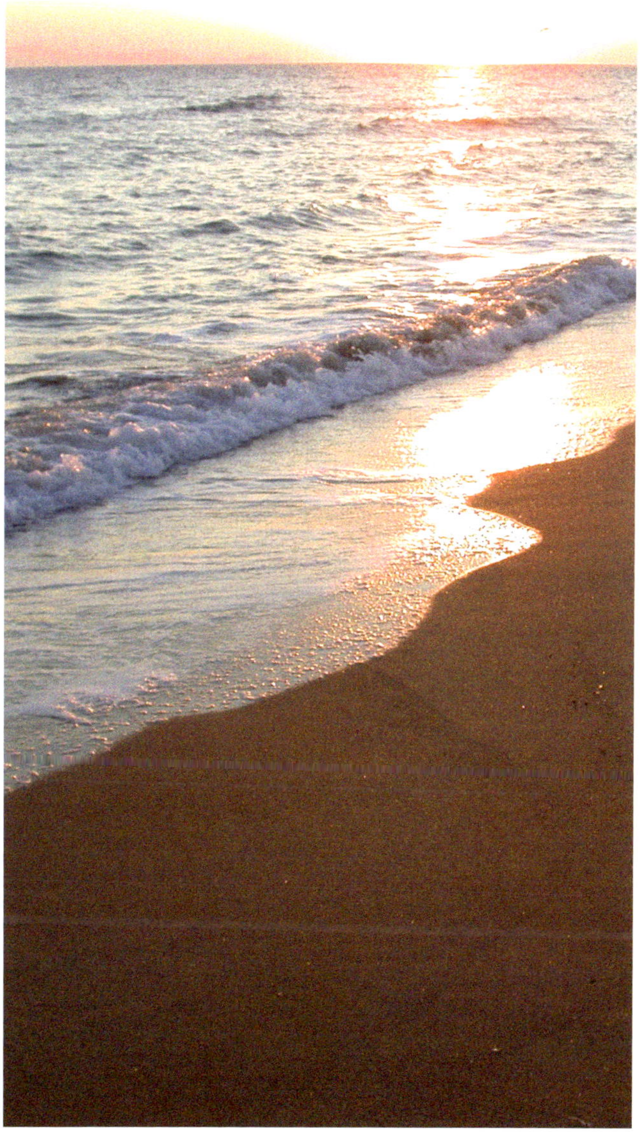
Foto Thorsten Indra

VORWORT

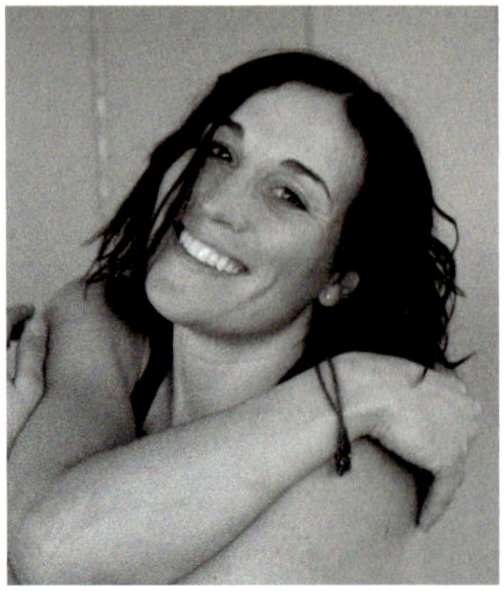

Nicola Thost,
Snowboard Olympiasiegerin

„Das Geheimnis des Glücks ist Freiheit und Flexibilität"

Als Hochleistungssportlerin habe ich über Jahre verschiedene Wege kennen gelernt, die alle zum Ziel hatten, den Körper gesund und leistungsfähig zu halten. Verschiedene Verletzungen und die extreme Dauerbelastung körperlich wie psychisch fordern jedoch ihren Tribut.

Als ich über Thommi Klein die Osteopathie kennenlernte, eröffnete sich mir eine neue Welt.
Nie zuvor habe ich die Ganzheitlichkeit von Körper, Geist und Seele – von Lebensführung und bewusstem wie unbewusstem Verhalten so direkt erlebt.

Der Körper ist ein Wunderwesen der Selbstheilung und kompensiert unsere Lebensweise auf seine eigene Art und Weise. Symptome wie Energieblockaden, Verspannungen oder Verdauungsprobleme sind in der heutigen Zeit fast alltäglich – aber kein notwendiges Übel.

Dieses Buch der Osteopathie erklärt uns anschaulich und spannend, wie wir die Signale unseres Körpers deuten und Selbstheilungskräfte wieder in die richtige Richtung lenken können.

Mich begleitet die Osteopathie heute täglich, ob beim Windsurfen, Snowboarden, Golf spielen oder im Beruf. Die Verbindung von richtiger Atmung, Flexibilität und schonender Kräftigung wie z.B. im DOlittle Übungsprogramm von Thommi Klein helfen mir alltäglichen Stress zu bewältigen und mit meinem Körper im „Flow" zu sein.

Osteopathie ist die beste Gebrauchsanleitung für unseren Körper, die man sich wünschen kann.

Nichts ist für einen Athleten wichtiger als ein gesunder Körper. Kleine Verletzungen oder Barrieren im Körper können für einen Profisportler bereits gravierende Auswirkungen haben. Um zu den besten Athleten der Welt über einen längeren Zeitraum zu gehören, braucht man nicht nur Talent, Ausdauer und eine professionelle Einstellung, sondern vor allen Dingen einen gesunden und fitten Körper.

Mitte der 90er Jahre habe ich Thommi Klein kennengelernt. Durch einen unangenehmen Virus geschwächt, habe ich durch seine Behandlungen die Kraft der Osteopathie erfahren. Schon nach den ersten Tagen war eine deutliche Besserung der Gesundheit zu spüren. 1999 habe ich dann durch einen Trainingsunfall einen Bandscheibenvorfall erlitten. Nach ärztlicher Diagnose wurde mir zu einer OP geraten. Thommi Klein hat es geschafft, ohne OP mich innerhalb von kurzer Zeit wieder fit zu machen, so dass ich bereits 14 Tage nach der Verletzung die erste Regatta gewonnen habe. Dank der Behandlungen und den „DOlittle“ Stretch- und Stabilitätsübungen bin ich seither absolut beschwerdefrei und habe meine Siegesserie im Windsurfen fortsetzen können. In den vergangen Jahren konnte ich immer wieder die verblüffende Wirkung der Osteopathie feststellen und gehöre auch deshalb mit 37 Jahren noch zu den besten Windsurfern der Welt.

Thommi Klein ist für mich nicht nur einer der besten Osteopathen in unseren Breiten, sondern auch ein guter Freund und Berater. Ich schätze seine Persönlichkeit, sein Fachwissen und vor allen Dingen sein Feingefühl bei Patienten.

Ich wünsche Ihnen viel Spaß beim Lesen dieses Buches! Es gibt Ihnen einen Einblick in die Wirkungsweise und in die ganzheitliche Philosophie der Osteopathie und wird Sie motivieren, regelmäßig aktiv Sport zu betreiben. Ganz besonders darf ich Ihnen das „DOlittle“ Übungsprogramm in Kapitel 7 empfehlen!

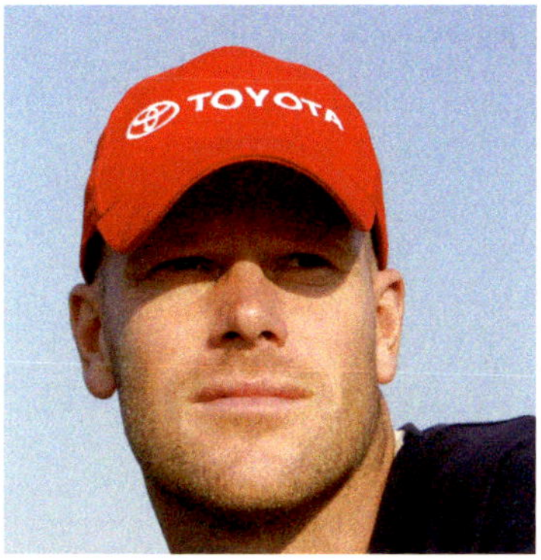

Alles Gute,
Bernd Flessner,
11maliger Deutscher
Meister Windsurfen

Foto Thilo Brunner

- - 1

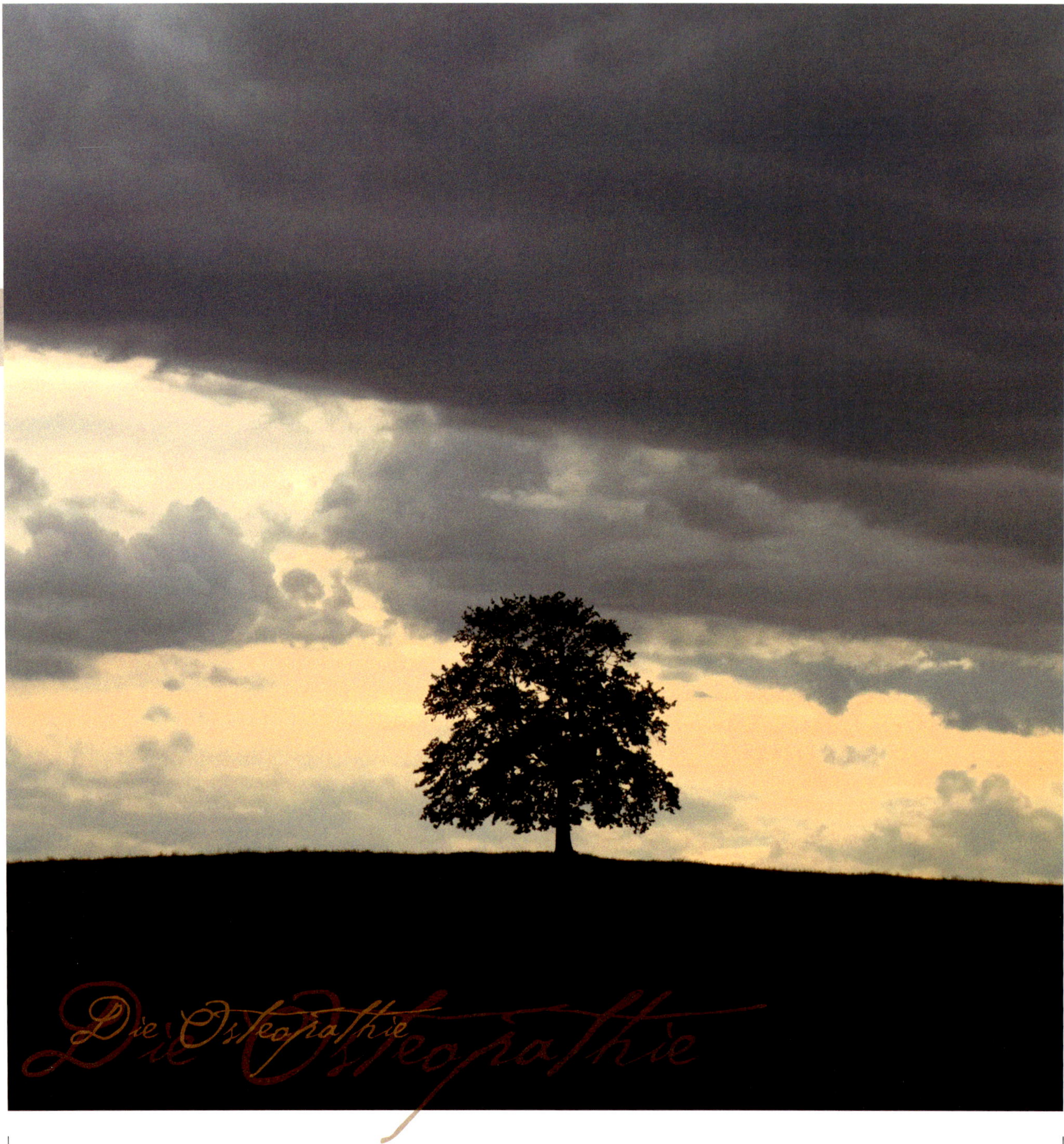

- - KAPITEL 1

DIE OSTEOPATHIE

GESCHICHTE UND ENTWICKLUNG

DIE OSTEOPATHIE IN DEN USA

DIE OSTEOPATHIE IN EUROPA

PHILOSOPHIE & OSTEOPATHISCHE PRINZIPIEN

WAS HEIẞT GANZHEITLICH?

DIE SELBSTHEILUNGSKRÄFTE AKTIVIEREN

DAS BINDEGEWEBE

DIE WIRKUNGSWEISE DER OSTEOPATHIE

OSTEOPATHIE UND SCHULMEDIZIN

DIE BEHANDLUNGSMETHODEN

DAS PARIETALE SYSTEM

DAS VISZERALE SYSTEM

DAS CRANIOSAKRALE SYSTEM

Foto Thilo Brunner

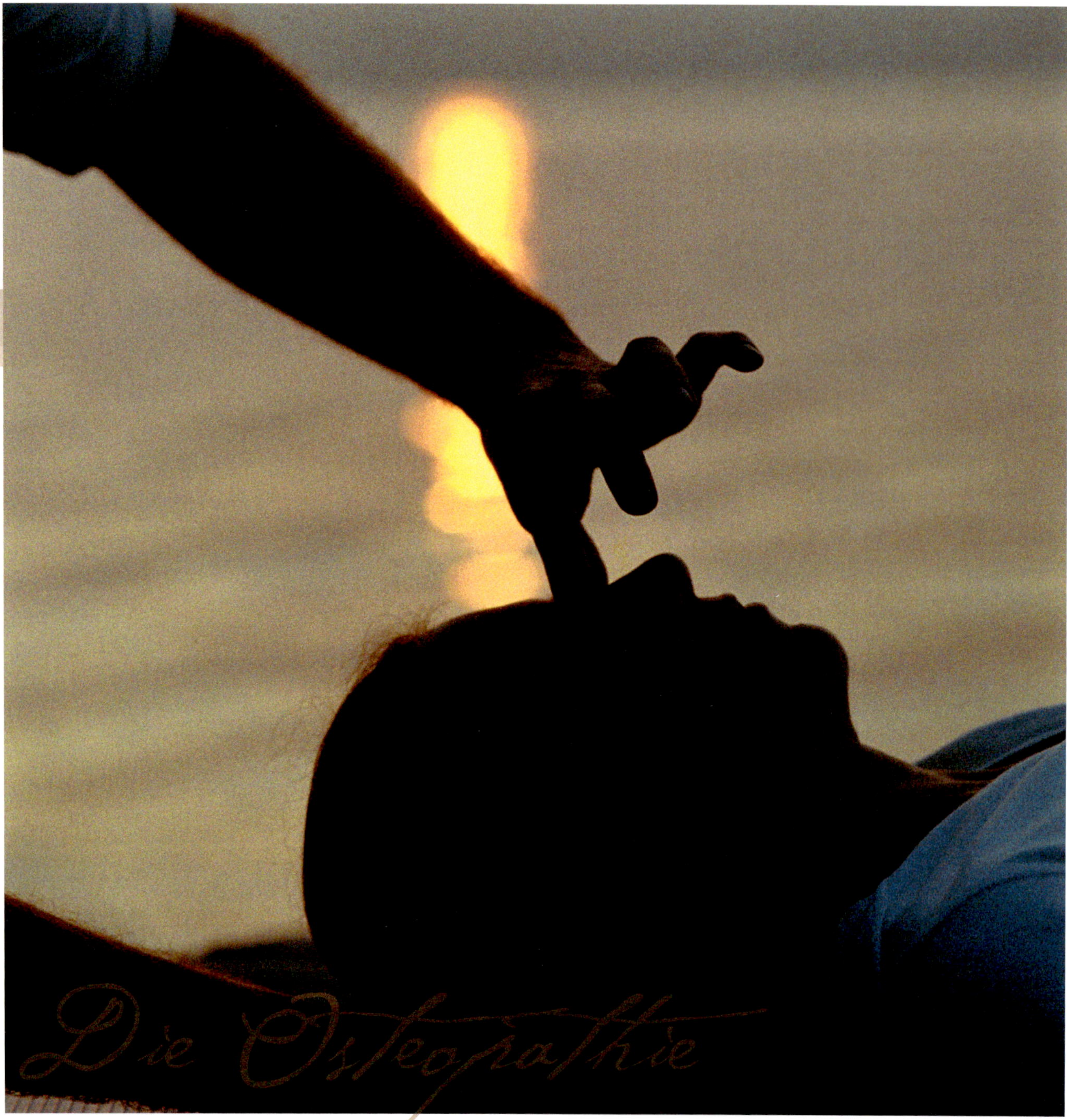

Die Osteopathie

DIE OSTEOPATHIE

Das wichtigste Werkzeug des Osteopathen sind seine Hände. Die menschliche Hand ist eines der am höchsten entwickelten Organe aller Lebewesen auf unserem Planeten. Der Osteopath erspürt Blockaden im Körper, löst diese auf und bringt Körpergewebe ins Gleichgewicht. Sanftes Berühren lässt die Körperflüssigkeiten wieder natürlich strömen. Mit viel Gefühl und dem Wissen über die Anatomie des Körpers werden Schmerzen und Beschwerden gelindert und die Selbstheilung des Körpers aktiviert.

GESCHICHTE UND ENTWICKLUNG

Die Osteopathie wurde vom amerikanischen Arzt Dr. Andrew Taylor Still (1828-1917) in Kirksville, Missouri, im Jahre 1874 begründet. Zunehmend unzufrieden mit der damaligen Medizin und regelrecht angewidert von den vorherrschenden Therapieprinzipien entwickelte Still über Jahre eine Therapie, die auf der Grundlage körpereigener Heilungsmöglichkeiten beruhte und nur den Einsatz seiner Hände erforderte. Die Körper-Geist-Seele-Beziehung sollte in Diagnostik und Therapie hinreichend gewürdigt werden. Still war davon überzeugt, dass der Körper Selbstheilungskräfte hat, die man nur aktivieren muss. Durch seine profunden anatomischen Kenntnisse, die er sich durch Sezierung von Leichen und durch die Arbeit als Chirurg im Bürgerkrieg erworben hatte, entwickelte er die Grundlagen der Osteopathie: Therapien mit seinen Händen, um die Stelle im Körper aufzusuchen, an der der Weg der Gesundheit verlassen wurde. Sehen – Erkennen – Selbstheilungskräfte aktivieren.

Krankheit ist für Osteopathen ein Ergebnis, keine Ursache. Krankheit ist das Ergebnis gestörter vitaler Gesundheit. „Der Körper schreit nach Hilfe", es ist die Stimme der vitalen Kraft, welche sich im Körper äußert.

Fehlstellungen von Knochen dienten Still gleichsam als Hebel zur Auffindung und Abschätzung von Gewebeungleichgewichten, daher nannte er seine Methode im Jahre 1874 Osteopathie: „Leiden der Knochen", ein Begriff, den man im Zusammenhang der damaligen Zeit sehen muss und der heutzutage nicht irre führen sollte. Beflügelt von seinen Behandlungserfolgen, die Patienten, wie auch interessierte Therapeuten von weit her anlockten, gründete er im Jahre 1892 in Kirksville, Missouri, die erste amerikanische Schule für Osteopathie.

DIE OSTEOPATHIE IN DEN USA

Als Still 1917 im hohen Alter von 89 Jahren starb, hinterließ er eine aufstrebende Therapiemethode, deren Anhänger landesweit neue osteopathische Praxen und Schulen gründeten. Wie oft in der Geschichte von Wissenschaft und Gesundheitssystemen, waren die traditionellen Schulmediziner den neuen Ideen gegenüber wenig aufgeschlossen.
Die vollständige Integration in das medizinische Versorgungssystem der USA dauerte Jahrzehnte und wurde 1967-1973 mit der vollständigen Anerkennung in allen US-Bundesstaaten abgeschlossen. Heute arbeiten in den USA Schulmediziner und Osteopathen Hand in Hand, es gibt ca. 50.000 osteopathische Ärzte, die eine hoch effektive und vor allem kostengünstige Medizin anbieten. An den amerikanischen Universitäten schließt der osteopathische Mediziner mit dem Grad „Doctor of Osteopathy" (DO), ab, der Schulmediziner mit dem Grad „Medical Doctor" (MD).

DIE OSTEOPATHIE IN EUROPA

In London wurde 1917 die erste europäische Schule für Osteopathie gegründet. In Großbritannien und anderen Ländern Europas, wie Frankreich, Russland, Spanien, Italien, Benelux-Länder und Portugal, sind die Osteopathen heute ein eigener Berufsstand. In Deutschland arbeiten in den letzten Jahren immer mehr Ärzte, Physiotherapeuten oder Heilpraktiker osteopathisch. Es gibt in Deutschland immer noch keinen gesetzlich geregelten Ausbildungsgang, so dass die Qualität der angebotenen Therapie mehr oder weniger stark schwanken kann. Sie können Vertrauen haben in Osteopathen, die einen „D.O." Grad führen, da diese Ausbildung sehr fundiert über mehrere Jahre im Ausland erworben wurde. Die Beherrschung des osteopathischen

Gesamtkonzepts kann bis zu 10 Jahre dauern. Dies bedeutet, dass Studenten, die einen D.O.Grad erwerben möchten, nicht in einem Schnellkursus zum Ziel kommen. Osteopathie ist eine Kunst der Hand, und Kunst beansprucht Zeit. Adresse von Verbänden, die Auskunft geben über qualifizierte Osteopathen, finden Sie auf Seite 143.

Osteopathie ist eine Kunst der Hand, und Kunst beansprucht Zeit.

PHILOSOPHIE & OSTEOPATHISCHE PRINZIPIEN

Andrew Still legte vier Prinzipien fest, die auch heute noch den Kern der osteopathischen Philosophie bilden.

Die vier Säulen der Osteopathie:

1 Der Körper ist eine ganzheitliche Einheit aus Körper, Geist und Seele

2 Der Körper verfügt über Selbstheilungskräfte, Selbstregulierungsmechanismen und Gesunderhaltungssysteme

3 Der Körper besteht aus Gewebestrukturen, deren Form und Funktion untrennbar miteinander verbunden sind

4 Die osteopathische Therapie basiert auf der Körper-Geist-Seele- Einheit, der Aktivierung der Selbstheilungskräfte und der untrennbaren Beziehung zwischen Gewebeform und Gewebefunktion

WAS HEISST GANZHEITLICH?

Die Osteopathie ist zurecht eine ganzheitliche Therapie: ganzheitlich heißt, den Körper des Menschen nicht in seine einzelnen Organbestandteile zu zerlegen. Möchte man etwa ein bestimmes Organ oder Gelenk von Schmerzen befreien, darf man nicht nur den betreffenden Körperteil betrachten, sondern bezieht den ganzen Körper vom Scheitel bis zur Sohle in die Diagnostik und Therapie ein. Und neben dem Körper existiert die Seele und der Geist, die in der ganzheitlichen Philosophie der Osteopathie untrennbar in die Behandlung miteinfließen. Körper und Psyche sind miteinander verbunden und in permanenter Wechselwirkung. Ein Sturz kann neben der Gewebeschädigung auch ein emotionales Problem hervorrufen. Ein Streit mit dem Partner oder der Partnerin kann neben der emotionalen Belastung auch zu einem Gewebeschaden führen. Der Osteopath betrachtet das Umfeld des Patienten, den psychisch-emotionalen Aspekt, die Fitness, die Ernährung, die Aktivität und Passivität. Aus dieser ganzheitlichen Sichtweise heraus behandelt der Osteopath und bedient sich der schulmedizinisch nachvollziehbaren Techniken, aber auch der Erfahrungsheilkunde, deren Wirkprinzipien sich mit heutigen Messverfahren nur unvollkommen nachweisen lassen.

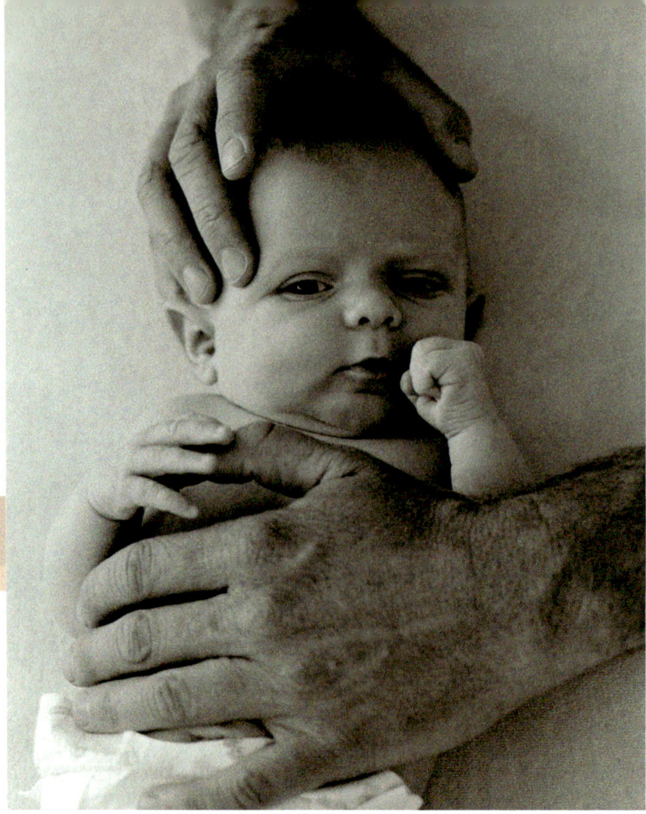

DIE SELBSTHEILUNGSKRÄFTE AKTIVIEREN

Der Körper des Menschen ist mit natürlichen Korrekturkräften ausgestattet, die versuchen, einen Organismus immer der bestmöglichen Gesundheit zuzuführen. Sie können ungehindert wirken, solange der Körper gut ausbalanciert ist und Störungen aus eigener Kraft beseitigen kann. Diese Fähigkeit kann durch Flüssigkeitsstauungen, mangelhafte Gewebeernährung, Gewebeungleichgewicht, Druck auf Nerven, Fehlstellungen von Knochen, Minderbeweglichkeit von Organen usw. behindert sein. Aber auch Stress, emotionale Probleme und soziale Spannungen können dazu führen, dass Störungen nicht aus eigener Kraft

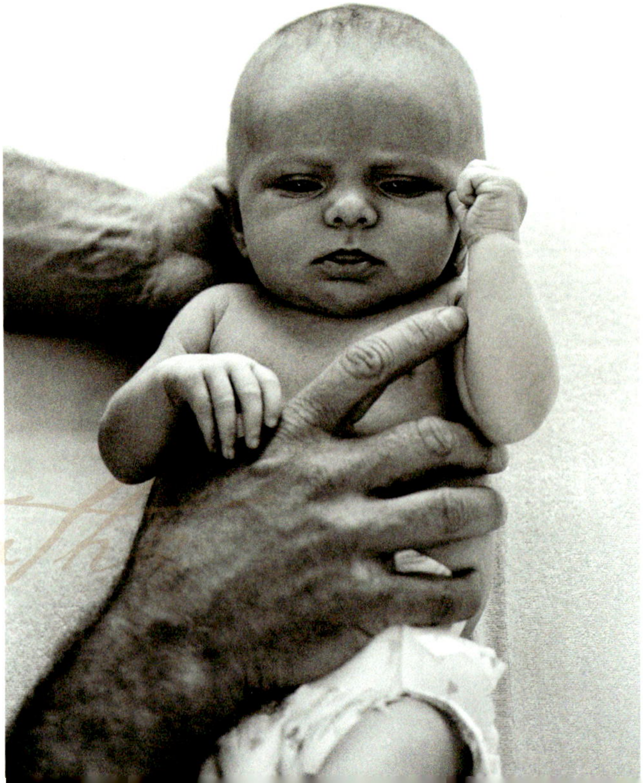

behoben werden können und somit die Selbstheilungskräfte lähmen. Der Osteopath stellt mit seinen Techniken die Selbstregulation wieder her, Gewebespannungen werden aufgelöst und können so auch positiv die Psyche des Patienten beeinflussen.

DAS BINDEGEWEBE

Das Bindegewebe bildet das größte Funktionssystem unseres Körpers. Es umhüllt alle Organe und versorgt diese mit Nährstoffen. Teile des Bindegewebes übernehmen Aufgaben des körpereigenen Immunsystems, andere spielen eine zentrale Rolle bei der Weiterleitung von Reizen im Nervensystem. Jede Veränderung im Organismus wie Wachstum, Gesundheit, Alterung und Krankheit gehen letztendlich vom Bindegewebe aus und finden dort statt. Osteopathen sehen das Bindegewebe als eines der Schlüsselgewebe für Diagnostik und Therapie.

Fotos Constanze Wild

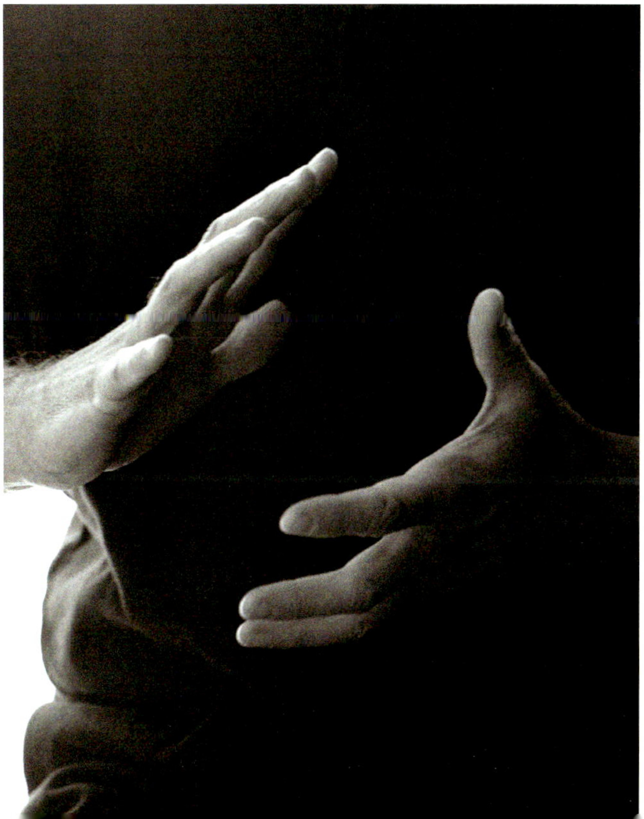

Körperstörungen können sich über das Bindegewebe ausbreiten und sich so direkt in das Nachbargewebe fortpflanzen. Diese Weitergabe kann von der Oberfläche in die Tiefe, von der Tiefe zur Oberfläche, von oben nach unten, von unten nach oben oder auch schräg erfolgen. Der Osteopath untersucht jede Schicht auf Spannungen und Ungleichgewichte. Er kann bereits an der Hautoberfläche durch den veränderten Hautkontakt erkennen, was sich in tieferen Schichten abspielt. Werden zum Beispiel bei Rückenschmerzen nur die hinteren Schichten untersucht, entgehen wichtige Informationen, die in tieferen Schichten enthalten sein können und den Ursprung der Beschwerden darstellen können. Die Ganzheitlichkeit des Körpers verlangt, dass alle Schichten und Strukturen untersucht werden.

SEHEN UND ERKENNEN

Der Osteopath geht in seiner Behandlung auf die Umweltfaktoren, die Lebensumstände und die Persönlichkeit des Patienten ein. Gut geschulte und erfahrene Osteopathen können die im Gewebe gespeicherten emotionalen Informationen verwerten. Der Patient wird in den Gesundungsprozess aktiv miteinbezogen, das heißt er muss in bestimmten Lebensbereichen selber aktiv werden. Er muss sich mehr Bewegung, mehr Training, bessere Ernährung, oder mehr Ruhe und Entspannung gönnen.

LEBEN IST BEWEGUNG – BEWEGUNG IST LEBEN

Bewegung ist lebensnotwendig für Ihre Gesundheit und für Ihren Körper. Sport beflügelt den Geist, stärkt den Körper, das wußte man schon in der griechischen Antike. Der Osteopath sieht den menschlichen Körper in andauernder Bewegung – der Mensch ist ein Superlativ in Zahlen: er besteht aus 100 Billionen Zellen, jeden Tag werden 500 Milliarden Zellen abgebaut – sterben – und es werden neue wieder aufgebaut – sie erwachen zum Leben. Dafür müssen die Baustoffe herantransportiert und Abfallstoffe weggeschafft werden.

In jeder Sekunde des menschlichen Lebens werden mehrere Millionen Zellen abgebaut und wieder erneuert. Der menschliche Organismus ist in permanenter Bewegung.

- - 1

Der menschliche Körper verschleißt, baut ab und wird schlaff, wenn wir ihn nicht bewegen. Dies trifft vor allem auf Gelenke und Muskeln zu. Denn der menschliche Körper ist von seiner gesamten biologischen Anlage und Konstruktion her auf Bewegung ausgerichtet. Unser Körper will unsere Umgebung aktiv erkunden und gestalten, neugierig auf die Welt zugehen und sie begreifen lernen. Für den Osteopathen gehören körperliche und geistige Beweglichkeit zusammen. Ein Kind kommt strampelnd auf die Welt und will nicht in den ersten Jahren gleich 10 Stunden täglich am Schreibtisch sitzen...es lernt Ballspiel, Radfahren, Klettern, Skateboard oder Rollerfahren und tollt lärmend durch Kindergarten und Schule. Das sind natürliche und Millionen Jahre alte Instinkte der Kinder.

„Das Geheimnis des Glücks sind Freiheit und Flexibilität“

Nicola Thost, Snowboard Olympiasiegerin

DIE WIRKUNGSWEISE DER OSTEOPATHIE

Die Osteopathie ist keine statische oder gar fest in ein Regelwerk verhaftete Therapie, sondern wird laufend weiterentwickelt und durch neue Verfahren ergänzt. Ein dynamischer Prozess, der laufend Änderungen und Anpassungen unterworfen ist. Neue Forschungsergebnisse und die Weiterentwicklung der Menschheit werden in diesen dynamischen Prozess eingegliedert.

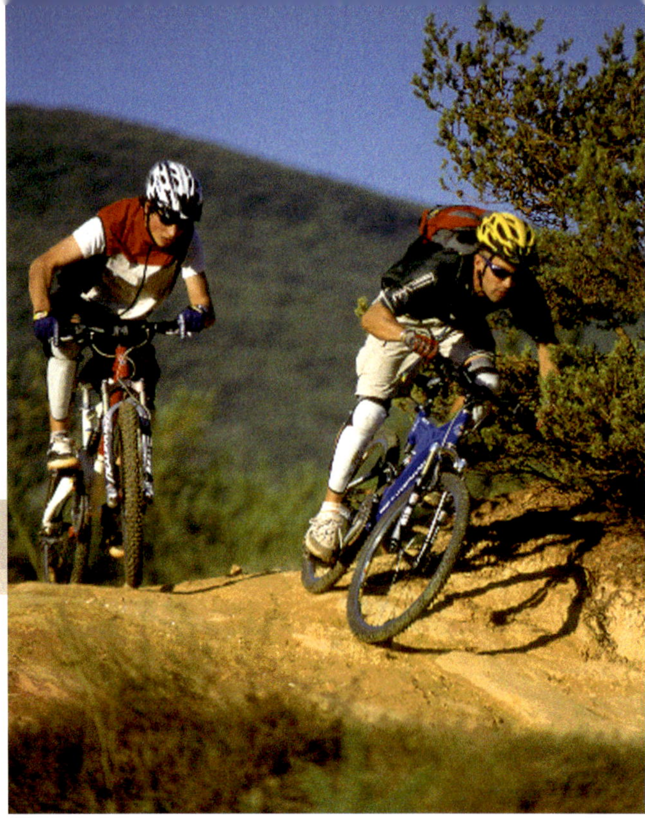

Foto Thilo Brunner

ABBAU VON BLOCKADEN - DER FLUSS DES LEBENS

Stellen Sie sich ein Flussbett vor. Wenn Wasser auf einen Stein trifft, dann muss es ausweichen und der natürliche Flusslauf wird gestört, es entstehen Strudel, die einen Teil der fließenden Energie des Wassers aufbrauchen. Ein Wasserfall im Gegensatz dazu, ist ein ungeheuer energiegeladener Ort, da das Wasser ungehindert fließen kann. Im menschlichen Körper sollte alles ohne Barrieren fließen, nur so ist der Zustand der Gesundheit und Balance zu erhalten. Der Osteopath ist kein Wunderheiler, der die Probleme im Körper in Sekundenschnelle lösen kann. Aber er kann Blockaden und Barrieren im Körper aufspüren und die Beweglichkeit der Gewebe wieder herstellen.

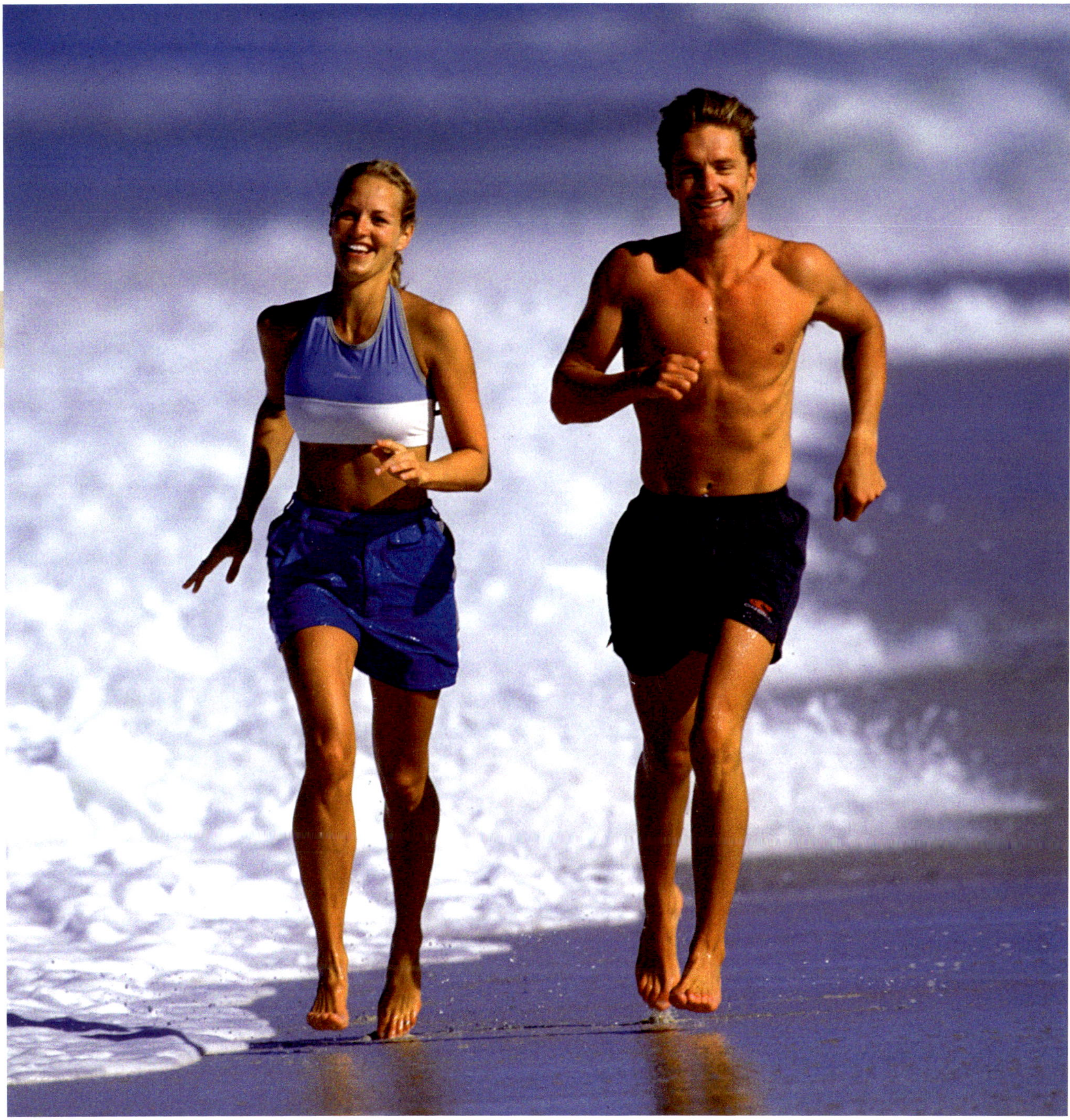

Foto Jürgen Tap, Hochzwei

Foto Thorsten Indra

1

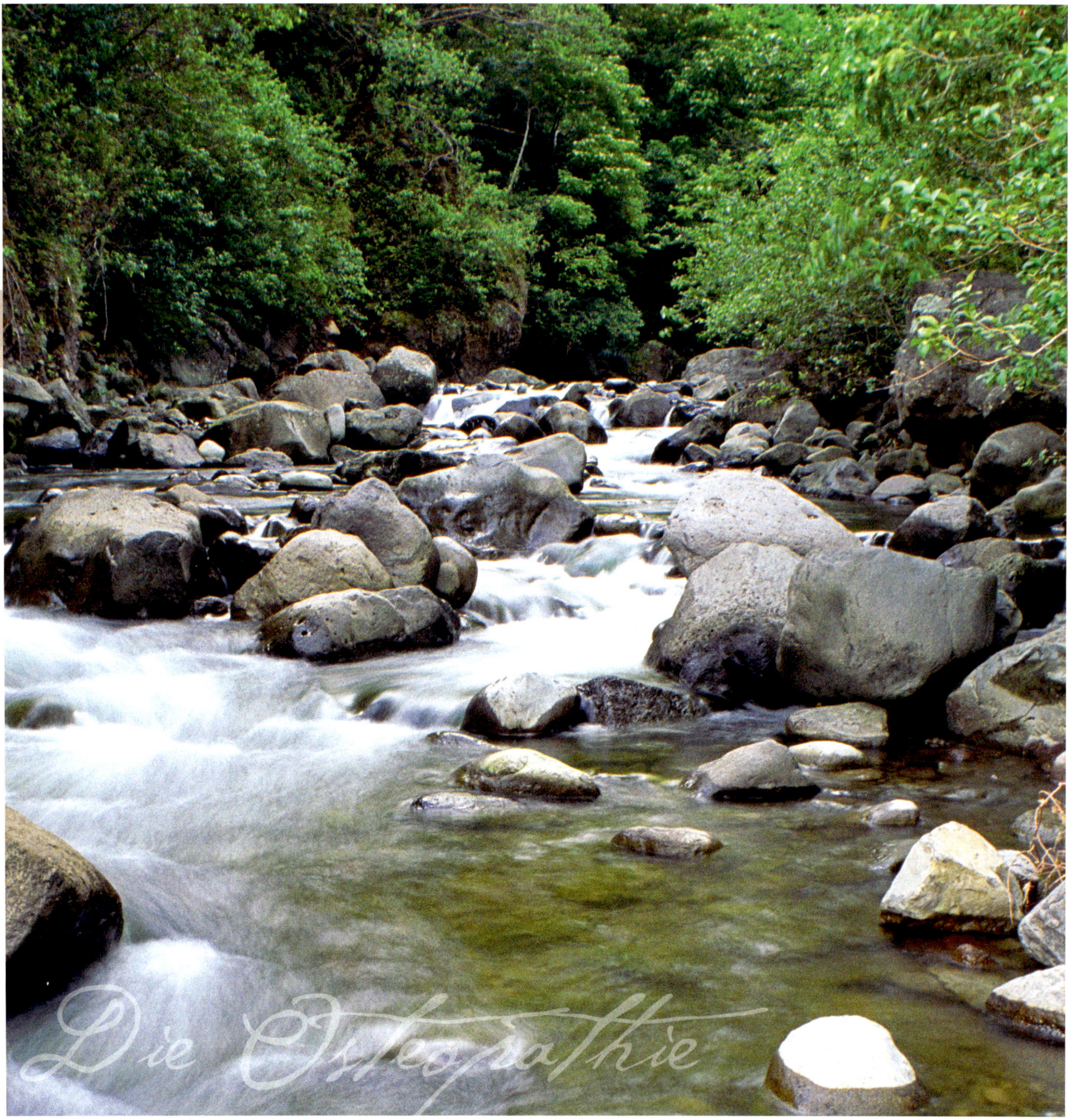

So kann die Niere eine Störung entwickeln, die wir die Ursprungsstörung nennen. In weiterer Folge kann sich der Hüftbeugemuskel anspannen, daraus resultiert dann eine Beckenfehlstellung und es kommt schlussendlich zu einer Fehlanspannung der Rückenmuskulatur. Der Patient empfindet nur den Rückenschmerz. Der Osteopath behandelt jedoch die Ursprungsstörung, sodass sich der Körper neu ausrichten kann

Panta rhei – alles fließt

(Heraklit, altgriechischer Philosoph, ca. 535 – 475 v.Chr.)

Im Teamsport kann eine Mannschaft nur dann Erfolge feiern, wenn die einzelnen Athleten optimal ins Team integriert sind und Harmonie herrscht. Ein Trainer tauscht nie alle Sportler des Teams aus, sondern verändert Schlüsselpositionen. Genauso agiert der Osteopath: er behandelt den Körper an Schlüsselpositionen. Dadurch wird der Körper befähigt, sich selber neu auszurichten und es werden die Selbstheilungskräfte aktiviert. So wie eine Mannschaft im sportlichen Wettkampf nach einer Serie von Niederlagen wieder beginnt, Erfolge zu feiern, so kann sich der menschliche Körper wieder ins Gleichgewicht bringen. Die Flüssigkeitsströme in den Blutgefäßen und Lymphbahnen fließen ohne Hindernis und das Nervensystem und Immunsystem funktioniert ohne Einschränkungen.

GESUNDHEIT UND KRANKHEIT

Der menschliche Körper muss Sekunde für Sekunde enorme Energie aufbringen, um sein fein justiertes System in Balance und Rhythmus zu halten. Der Darm ist zu 80 Prozent für unser Immunsystem zuständig und hat Milliarden von Helfern: Bakterien, die helfen, unsere Nahrung zu verwerten. Der Körper hat ein fein verzweigtes Ästelwerk von Kapillaren, die jede einzelne Körperzelle mit Nährstoffen versorgen müssen. Für den Erhalt der Gesundheit muss der Körper Millionen von Störfaktoren abwehren.

Der Körper versucht, mit seinen Selbstheilungskräften den Zustand bester Gesundheit zu erreichen. (Naturgesetz)

Die Wissenschafter der Quantenphysik, Molekularphysik, Kybernetik und Astrophysik haben bewiesen, dass der Körper als Ganzes ein gigantisches Informationssystem ist und elektromagnetische Schwingungen und Kraftfelder alle Körperprozesse leiten. Unser Körper ist Materie und diese Materie, die Gewebestrukturen des menschlichen Körpers, sind nichts anderes als Energiefelder. Eine isolierte kranke Zelle gibt es nicht, immer ist der ganze Organismus beteiligt, Gegenmaßnahmen einzuleiten. Der Osteopath sieht den Menschen als Flüssigkeits- und Energiekörper und so ergänzen sich die Erfahrungen der Osteopathen mit den neuesten Erkenntnissen der Wissenschafter.

Der Osteopath sieht den Menschen als Flüssigkeits- und Energiekörper und so ergänzen sich die Erfahrungen der Osteopathen mit den neuesten Erkenntnissen der Wissenschafter.

OSTEOPATHIE UND SCHULMEDIZIN

Die Osteopathen arbeiten Hand in Hand mit Schulmedizinern. Der Schulmediziner macht die lokale Diagnostik am Körper. Der Osteopath behandelt alle Körperstrukturen, die sich bewegen, alles Mechanische im Körper. Das heißt, er untersucht die Beweglichkeit von Organ zu Organ, von Muskel zu Muskel, von Knochen zu Knochen, bzw. die strukturelle Beweglichkeit zwischen Organ und Muskel, zwischen Muskel und Knochen.

Dennoch gibt es grundlegende Unterschiede in den Therapieansätzen von Osteopathen und Schulmedizinern. Die Wissensvermehrung der Schulmedizin ist derartig komplex geworden, sodaß es Spezialisten innerhalb von Facharztgruppen gibt, da ein Einzelner die Bereiche nicht mehr überblicken kann. Genau hier liegt auch die Schwäche der heutigen Schulmedizin – bei allem Fortschritt der letzten 60 Jahre. Der Fortschrittsglaube der Schulmedizin liegt im Detail, ganzheitliche Prinzipien werden nicht oder unzureichend verfolgt. Schauen Sie sich in Ihrem Freundes- und Bekanntenkreis um: immer wieder hören Sie von chronischen Leiden, die auch schon 30-jährige treffen können und die trotz modernster technischer Geräte, Diagnoseverfahren oder Medikamente nicht geheilt werden können.

Der Osteopath ist sicherlich kein Wunderheiler und kann bei einer Zerstörung von Gelenken und Geweben nicht helfen, denn dann ist die Selbstheilung nur eingeschränkt möglich. Die Grenzen des Osteopathen liegen innerhalb der Grenzen der Selbstregulation des Körpers, des Geistes und der Seele des Patienten. Die Schulmedizin versteht sich wiederum als eine exakte Wissenschaft und gründet sich auf die Naturwissenschaften Physik, Biologie und Chemie. Ein Wesensmerkmal exakter Wissenschaften ist das Experiment, das wiederholbar sein muss. Aus den Tests, etwa bei der Erprobung neuer Medikamente, wird eine Norm, also ein statistischer Mittelwert, erhoben. Ziel der Schulmedizin ist, immer diesen Normwert zu erreichen. Doch in der Realität von Körper und Krankheit exisitiert diese Exaktheit nicht. In der Schulmedizin wird diese Norm dem Patienten in der Behandlung übergestülpt – der Patient hat sich dabei dem Konzept anzupassen und nicht das Konzept dem Patienten.

Die Osteopathie, die sich aus der Schulmedizin entwickelt hat, kann in Zusammenarbeit mit ihr helfen, die eine oder andere auferlegte Grenze ein wenig zu verschieben.

Unterschiede zwischen Schulmedizin und Osteopathie:
Die osteopathischen Grundsätze gelten auch für komplementäre Verfahren wie Akupunktur und Homöopathie.

	SCHULMEDIZIN	OSTEOPATHIE
Konzentriert sich auf	Krankheit	Gesundheit
Therapieansatz	Bekämpfung der Krankheit Kampf gegen Symptome Heilung von außen durch Medikamente	Aktivierung der Selbstheilungskräfte Stärken der Selbstregulation Heilung von innen
Beurteilung	Schädigung der Zelle Krank machende Eindringlinge	Verlust der Eigenregulationsfähigkeit des Körpers
Der Körper als Unternehmen	Ausschalten von Faktoren, die das Unternehmen schädigen	Stärkung des Unternehmens

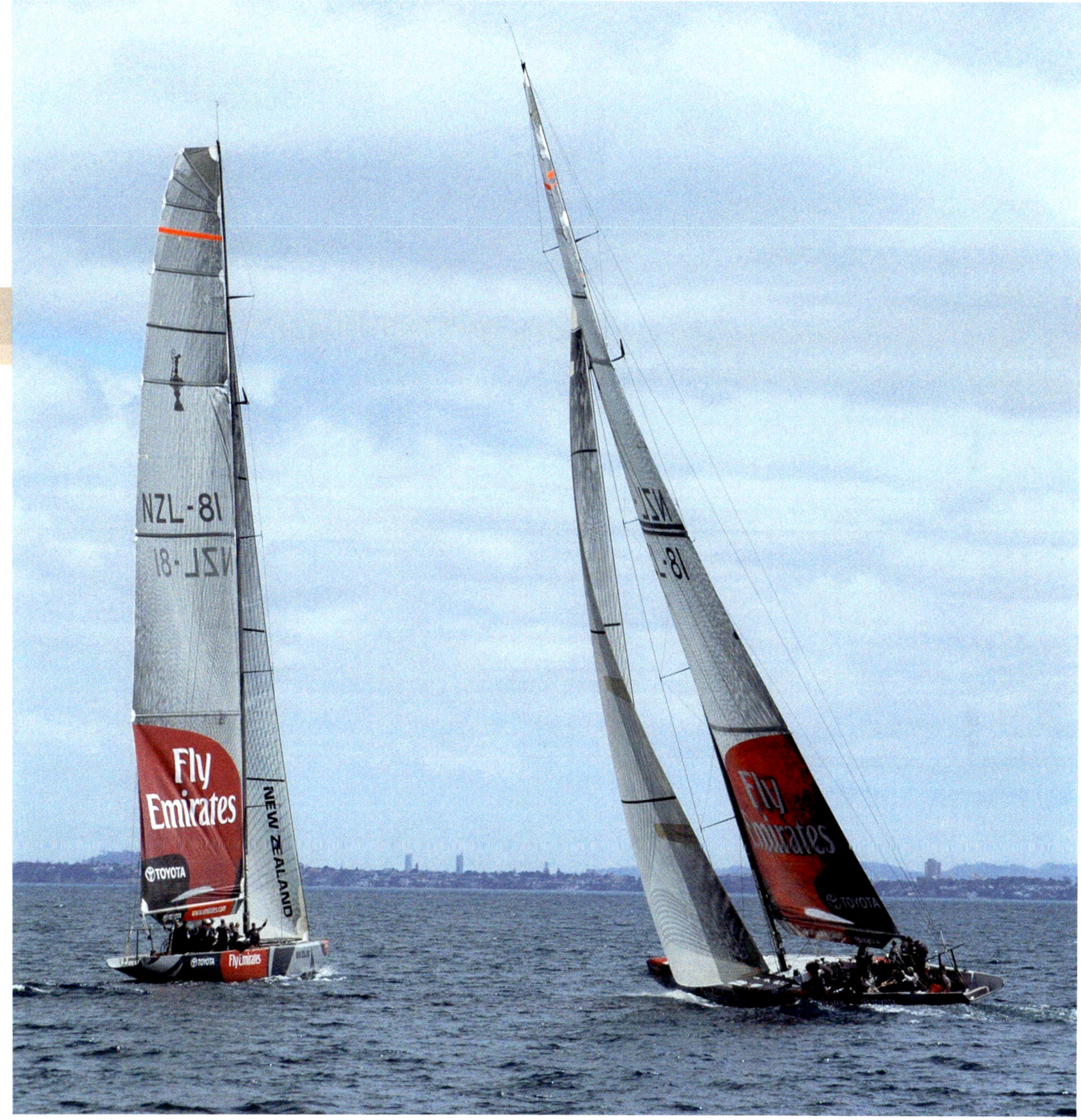
NZL-81
Fly Emirates
TOYOTA
NEW ZEALAND
Fly Emirates
TOYOTA

DIE OSTEOPATHISCHEN BEHANDLUNGSMETHODEN

DIE UNTERSUCHUNG

Die Osteopathie zeichnet sich durch die Stärke, die sie in der Einfachheit findet, aus. Der Osteopath untersucht den ganzen Körper vom Scheitel bis zur Fußsohle. Er untesucht Sie zuerst im Stehen, dabei wird er Ihren Körper von hinten, von vorne und von der Seite beurteilen, die Stellung bestimmter Körperteile zueinander betrachten. Er wird Ihre Haltung, Ihren Gang und Ihren Stand analysieren. Nach der Untersuchung im Stehen und Sitzen, wird er im Liegen eine Behandlung fortsetzen.

DIE BEHANDLUNG

Ziel der osteopathischen Behandlung ist, die Freiheit der vitalen Körperkräfte aufrechtzuerhalten. Denn diese vitalen Körperkräfte sind überall vorhanden und sie können auch überall „in die Falle laufen", sodass die Zirkulation gestört wird.

Der Osteopath arbeitet mit den natürlichen Kräften, die er im Körper selbst findet: er versucht, dem Körper eine heilende Antwort zu entlocken. Die Suche nach der wahren Ursache der Krankeit ist das vorrangige Ziel. Jene Ursprungsstörung (Läsion) aufzuspüren und zu erkennen, die die Fehlfunktion verursacht hat. Diese Ursprungsstörung kann weitere Fehlfunktionen (sekundäre Störungen) im Körper nach sich ziehen. Der Osteopath wird immer zuerst die Primärstörung behandeln und dann erst die sekundären, dh. die Schmerzsymptomatiken.
„Such die Läsion, behandle die Läsion, lass die Läsion in Ruhe"

„Ich behandle Kranke, keine Krankheiten"

(Andrew Taylor-Still)

„Laß die Läsion in Ruhe"... damit meinte Still, dass der Körper nach einer Behandlung genügend Zeit für eine Reaktion auf die Behandlung braucht. Die Natur braucht Zeit, um zu einer erneuten Harmonie zu finden.

DIE BEHANDLUNGSTECHNIKEN

Das parietale, viszerale und craniosakrale System

Die Osteopathie unterteilt drei Teilbereiche, die anatomische und funktionelle Gemeinsamkeiten aufweisen. Die drei Systeme werden in Diagnostik und Therapie mit unterschiedlichen Schwerpunkten verwendet, sind aber innerhalb der osteopathischen Betrachtungsweise untrennbar miteinander verbunden. Die in Mode kommende Herauslösung des craniosakralen Systems als eigenständige Therapie wird von Osteopathen sehr kritisch bewertet.

PARIETALES SYSTEM

Das parietale System beschreibt vornehmlich das Stütz- und Haltesystem des Körpers mit Skelettsystem, Knochen, Gelenken, Sehnen, Bändern und Muskulatur sowie Bindegewebesystemen. Es muss kräftig und elastisch genug sein, um seine Funktion optimal auszuführen. Die osteopathischen Übungen im Selbstbehandlungsprogramm unterstützen die Stabilität und Mobilität des Körpers.

VISZERALES SYSTEM

Zum viszeralen System gehören die inneren Organe mit ihren Bindegeweben, das dazugehörige Gefäßsystem mit Blut und Lymphe und das Nervensystem. Die Osteopathen haben die Eigenbeweglichkeit der inneren Organe entdeckt, die einen Rhythmus von 6-8 Schwingungen pro Minute haben. Dieser Rhythmus ist unabhängig vom Atem, vom Pulsschlag und von der Peristaltik (Bewegungsreflex zur Weiterleitung von Speisebrei) des Darmes. Die Organe sind dichtgedrängt im

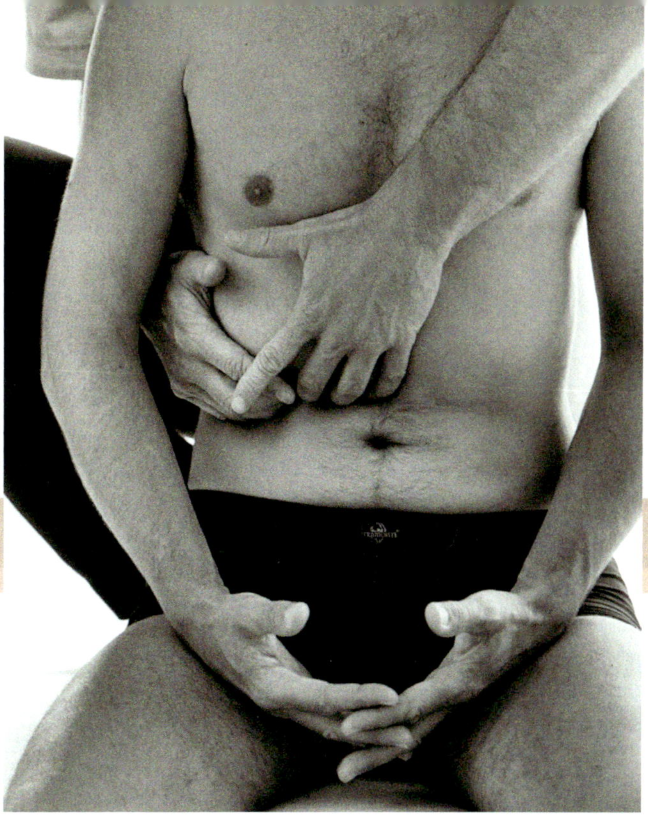

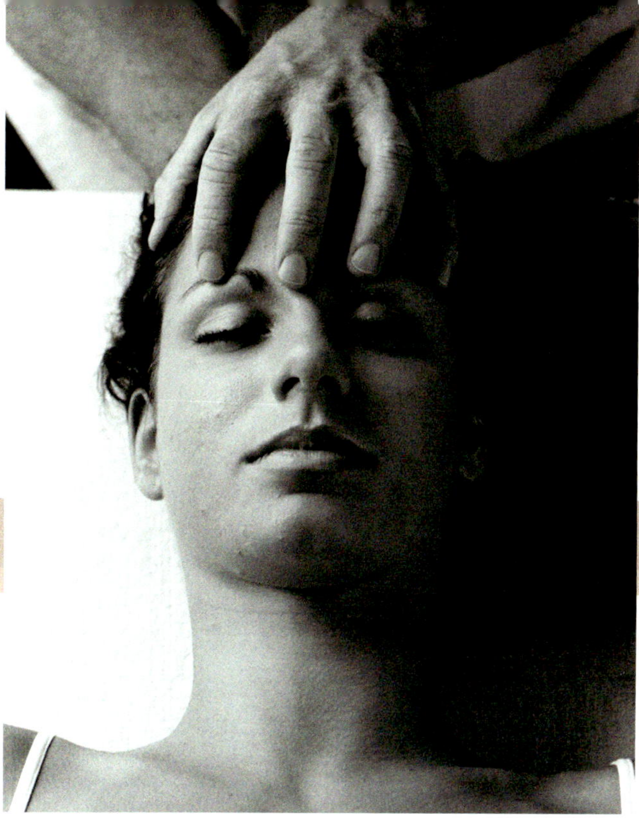

Fotos Constanze Wild

Körper gelagert und da sie eine Vielzahl von Berührungspunkten mit anderen Strukturen haben können, ist eine uneingeschränkte Gleitfähigkeit und Beweglichkeit der Organe für deren Funktion von größter Wichtigkeit. Für Osteopathen hat der Dünndarm einen hohen Stellenwert, er gilt als Energieorgan schlechthin. Er regelt die Nahrungsaufnahme in den Körper und ist damit direkt für Ihr Leistungsniveau zuständig.

CRANIOSAKRALES SYSTEM

Zum craniosacralen System gehören Schädel, das zentrale und periphere Nervensystem mit Gehirn, Rückenmark und Nerven, die Hirn- und Rückenmarksflüssigkeit einschließlich der zugehörigen Bindegewebshäute und das Kreuzbein. Entwickelt wurde diese Technik von Dr. Sutherland (1873–1954), einem Schüler von Dr. Still. Die Osteopathie geht davon aus, dass der Schädel aus mehreren Einzelknochen besteht, die miteinander durch Verzahnungen verbunden sind. Die Hirn- und Rückenmarksflüssigkeit pulsiert rhythmisch (6–12 Mal die Minute). Diese Schwingungen können nach osteopathischer Medizin nur stattfinden, wenn der Schädel eine gewisse Elastizität aufweist, dh. in der Füllphase minimal breiter und kürzer wird, in der Entleerungsphase minimal schmäler und länger. Dieser craniosakrale Rhythmus lässt sich in abgeschwächter Form in allen Körpergeweben spüren. Über das craniosakrale System findet der Osteopath Bewegungsstörungen von Geweben, Fehlspannungen und Ungleichgewichte.

DIE BEHANDLUNGSTECHNIKEN DES OSTEOPATHEN

Es gibt zur Lösung jedes Gewebeproblems verschiedene Techniken, die Ihr Osteopath anwenden wird. Sie finden diese auf den folgenden Seiten.

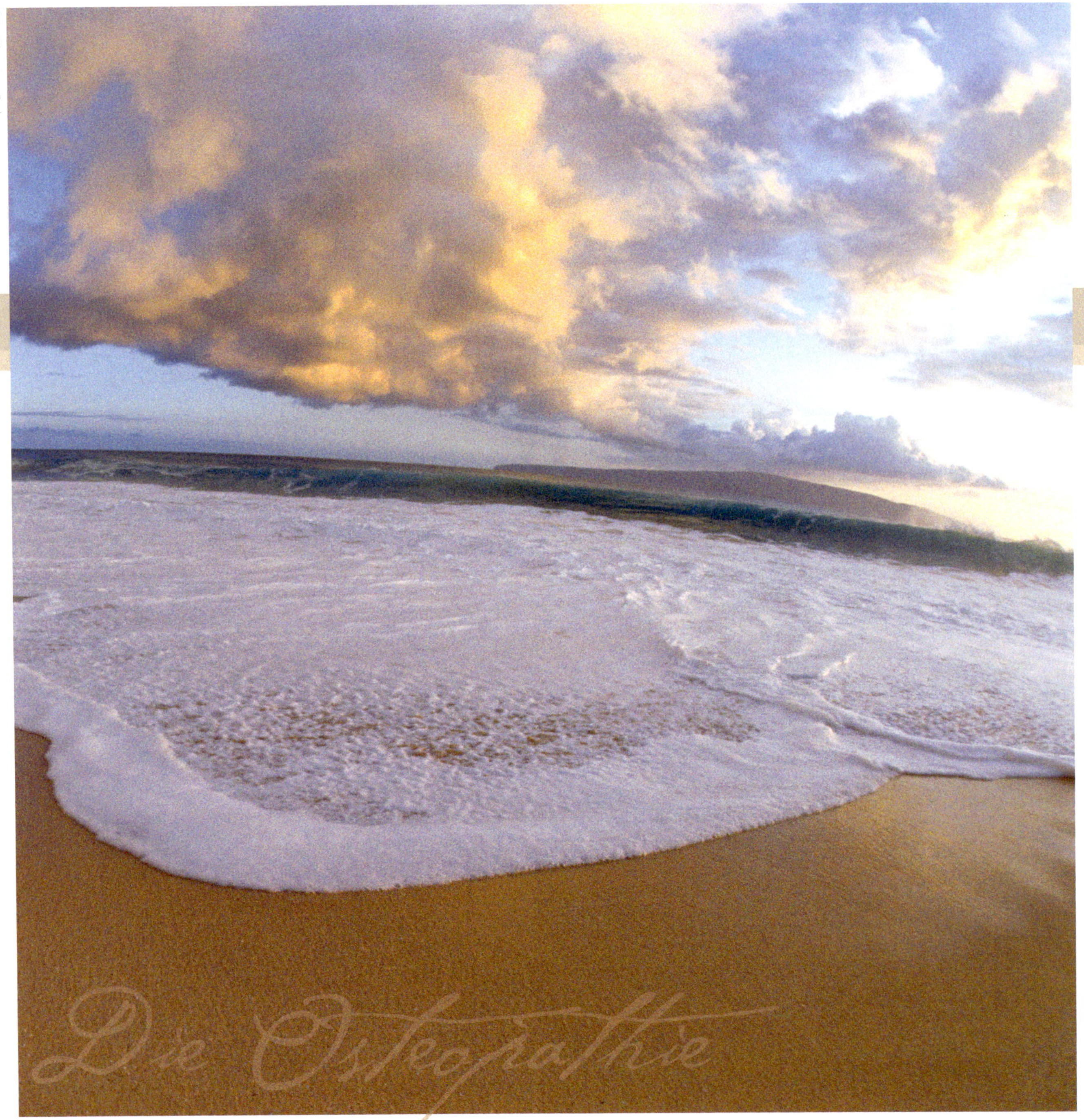

Foto Thorsten Indra

DIE GELENKMANIPULATION (IMPULSTECHNIK)

Auf ein Gelenk, z.B. Ellenbogen, Knie und am häufigsten auf das Wirbelsäulengelenk, wird ein Impuls gesetzt, der mit sehr hoher Geschwindigkeit und so gewebeschonend wie möglich ausgeführt wird. Wann wird diese Technik angewandt? Äußerst selten, nur dann, wenn ein Gelenk in seinem natürlichen Bewegungsweg eingeschränkt ist und eine Barriere bildet, die sich mit einer anderen Technik nicht lösen läßt. Der Osteopath kann durch einen kurzen Impuls diese Blokkade aufheben und meistens wird diese Technik mit anderen Weichteiltechniken kombiniert.

DIE MUSKEL-ENERGIE TECHNIK

Durch eine Fehlspannung kann die Muskulatur viele Störungen im Körper aufrechterhalten. Durch diese Technik werden Muskeln gelöst, die von Verspannung, Verhärtung oder Kraftlosigkeit betroffen sind, sekundär lassen sich auch Störungen von Gelenken, Faszien und Bändern lösen. Diese Technik arbeitet nach dem Prinzip „Spannung-Entspannung" und erfordert während der Behandlung die aktive Mitarbeit des Patienten. Wird ein Muskel über mehrere Sekunden angespannt, so folgt danach eine Entspannungsphase, die der Osteopath für seine Therapie nützt.

DIE MYOFASZIALEN TECHNIKEN

Sie werden eingesetzt, um die Fehlspannung in Muskulatur (Myo) und Bindegewebe (Faszial) wieder einem natürlichen Gleichgewicht zuzuführen. Der Osteopath übt dabei auf die Muskulatur bzw. auf das Bindegewebe eine sanfte dehnende, stauchende oder drehende Kraft aus. Fehlgeleitete Spannungen werden gelöst und das Körpergleichgewicht wiederhergestellt.

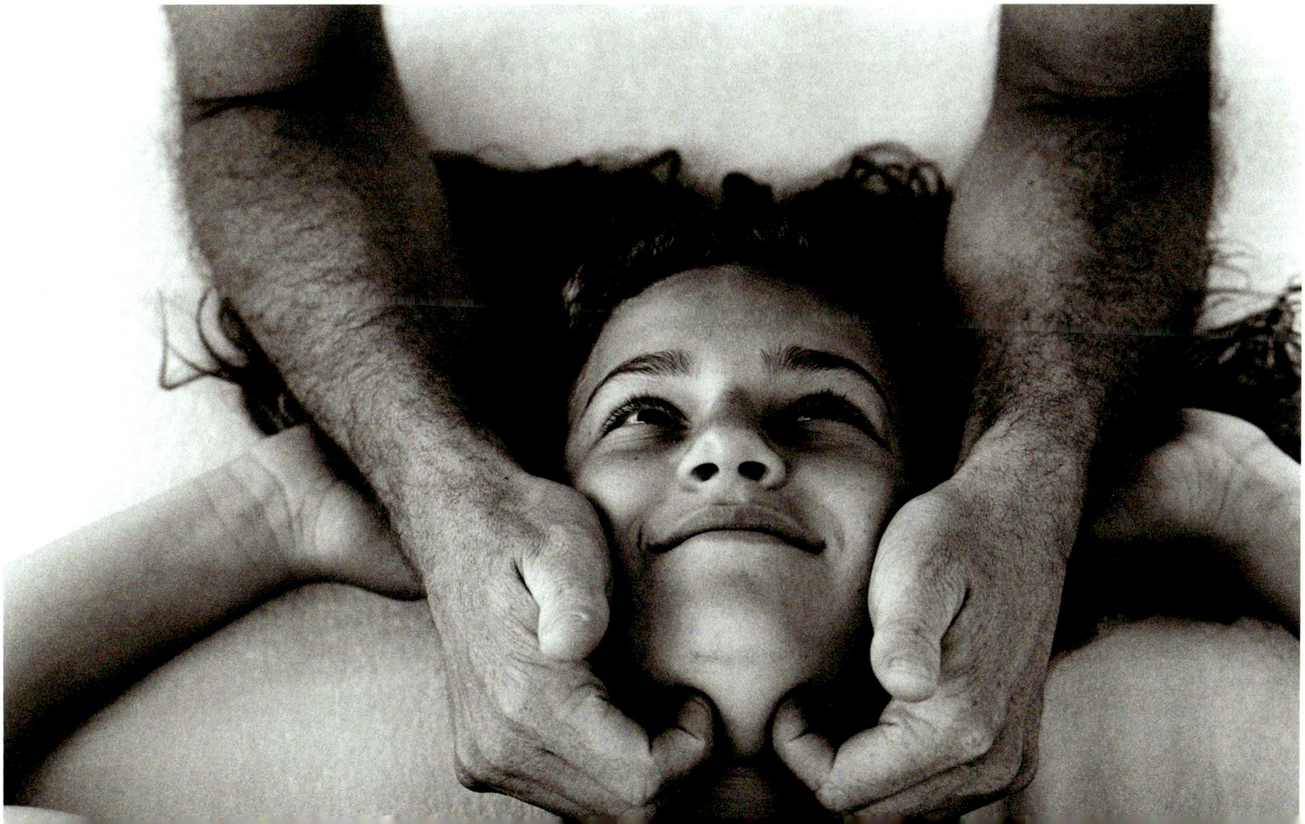

Foto Constanze Wild

DIE STRAIN-COUNTERSTRAIN-TECHNIK

(Zug-Gegenzug-Technik)

Ein Muskel, der in einem falschen Spannungszustand gerät, kann an bestimmten Orten im Körper schmerzhafte Reflexpunkte entwickeln. Zur Lösung dieser Fehlspannung bringt der Osteopath den Patienten in eine bestimmte Lage, in welcher der Reflexpunkt durch Entlastung des umgebenden Gewebes nahezu schmerzfrei wird.

DIE LYMPHATISCHEN TECHNIKEN

Der Lymphfluss ist für den Abtransport von Schlackenstoffen und für das Immunsystem sehr wichtig. Zum Lymphsystem gehören unter anderem Lymphzellen, Lymphknoten, Thymus, Milz und Mandeln. Die wichtigste Aufgabe des Lymphsystems ist die Bildung von Abwehrzellen und die Bekämpfung von Krankheitsprozessen. Daneben transportiert das Lymphsystem Nahrungsfette aus dem Darm. Mit Hilfe der Lymphtechniken werden durch sanften Gewebedruck, Vibrationen, feine Schwingungen oder kleine Impulse die Fehlspannungen in Geweben und Bindegewebsplatten beseitigt. Lymphtechniken werden sehr oft angewendet, unter anderen werden bestimmte Reflexpunkte stimuliert, die sogenannten Chapmanpunkte.

TECHNIKEN ZUR BEEINFLUSSUNG DES NERVENSYSTEMS

Das Nervensystem unterteilt man in das willkürliche und das vegetative System. Das Willkürliche Nervensystem unterliegt unserem Willen und steuert die Skelettmuskulatur. Das vegetative Nervensystem funktioniert weitgehend unabhängig von Bewusstsein und Willen und steuert die inneren Organe und Drüsen. Es besteht aus zwei Teilen, dem Sympathikus, der für Aktivität, Jagd und Fluchtverhalten steht, sowie dem Parasympathikus, der für Ruhe, Entspannung und Verdauung sorgt. Sympathikus und Parasympathikus müssen in völliger

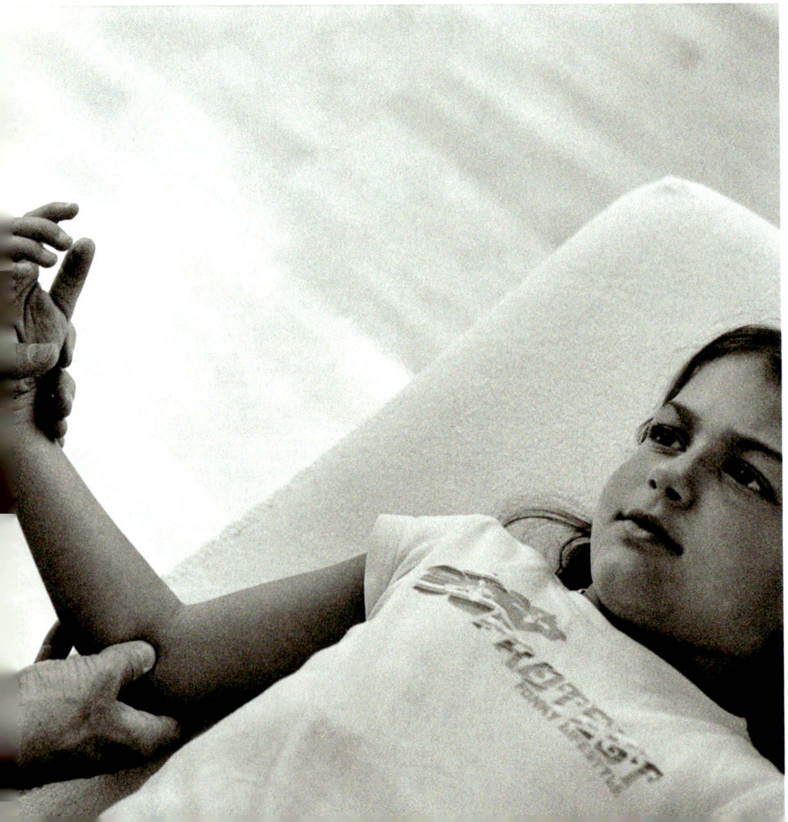

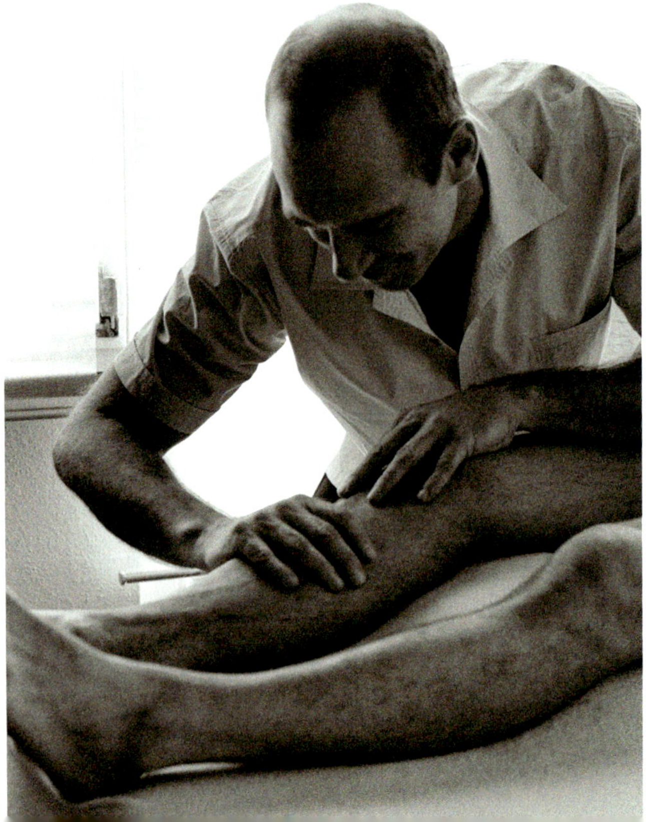

Balance zueinander funktionieren. Die sogenannte Rippen-Hebetechnik beeinflusst und beruhigt das sympathische Nervensystem und wirkt auf Atmung, Rippenbeweglichkeit und Muskelspannung im Bereich des Brustkorbs.

DIE BALANCIERTEN BAND- UND MEMBRANTECHNIKEN

Bänder und flächige Membranen dienen vornehmlich zur Stabilisierung von Gelenken und Knochenverbindungen. Normalerweise sind sie perfekt ausbalanciert. Bei einer Störung, z.B. durch Sturz, Schlag oder Zug von anderen Gelenken oder Organen, kann ein Band auf einer Seite mehr Spannung entwickeln. Der Osteopath baut durch Zug, Druck oder Gewebedrehung im Verlauf des Bandes eine exakt gleiche Gegenspannung auf. Durch die Selbstheilungskräfte des Körpers wird das Band in die Gleichgewichtslage zurückgeführt.

DIE REFLEXPUNKTANWENDUNGEN

Bei Störungen im Bereich von Organen, Muskeln, Gewebestrukturen oder Bändern können sich spezielle schmerzhafte Punkte an der Haut entwickeln, die ein Osteopath für seine individuelle Behandlung verwenden wird. Je nach Störung beruhigt oder stimuliert der Osteopath den Punkt. Durch Druck, Vibration, Schwingungen oder Gewebeverschiebung wirken diese Reflexpunkte positiv auf den Heilungsprozess. Am bekanntesten sind die Chapman-Punkte nach dem Osteopathen Dr. Chapman.

DIE CRANIOSACRALEN TECHNIKEN

Es gibt eine Vielzahl an craniosacralen Techniken, zumeist wird an Schädel, Wirbelsäule und Kreuzbein behandelt. Der Osteopath setzt feinen Druck und Impulse ein, um das Schwingungsverhalten an Schädel zu normalisieren. Die Hirnnerven verlassen den knöchernen Schädel über sogenannte Nervenaustrittspunkte, um Kopf, Hals, innere Organe und Sinnesorgane zu versorgen. Die Schädelbasis-Entspannung ist eine wichtige Technik zur Entlastung und Entspannung der Muskukatur und des Gewebes in diesem Bereich.

DIE VISZERALEN TECHNIKEN

Das viszerale System ist durch die Organe des Brustraums und des Bauchraums einschließlich der Geschlechts- und Harn-ableitenden Organe sehr groß und zahlreichen Störungen ausgesetzt. Die Harmonisierung der Eigenbewegung des Dünndarms gehört zu den wichtigsten viszeralen Techniken. Der Dünndarm gilt als eines der Hauptenergie-Organe des Körpers. Der Osteopath tastet sich durch die verschiedenen Gewebeschichten und schiebt Dickdarmschlingen behutsam zur Seite. Er folgt der Eigenbeweglichkeit des Dünndarms mit feinen Drehbewegungen im Uhrzeiger- und Gegenuhrzeigersinn, bis nach einigen Zyklen eine Gewebeentspannung einsetzt. Nach dieser Entspannung folgt der Therapeut den Eigenschwingungen des Dünndarms, bis der Eigenrhythmus verharrt und einen natürlichen Ruhepunkt erreicht hat (Still-Punkt).

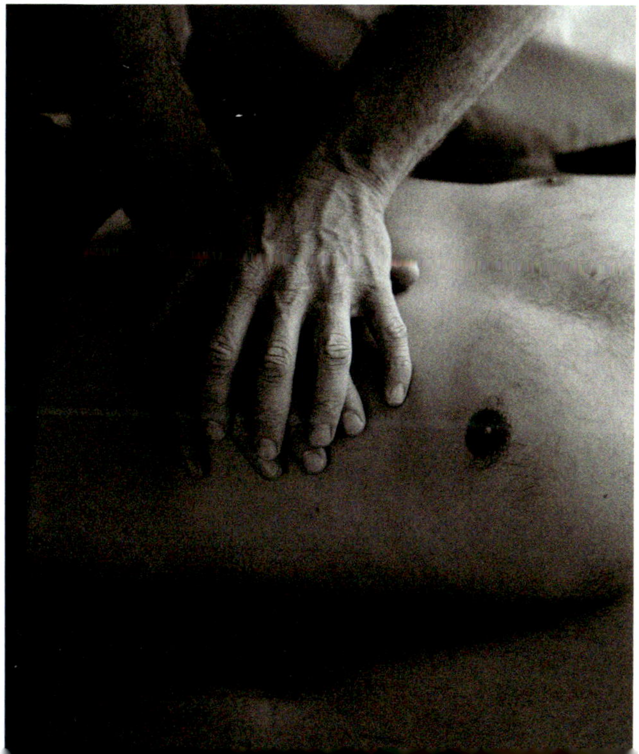

Fotos Constanze Wild

Foto Thilo Brunner

- - 2

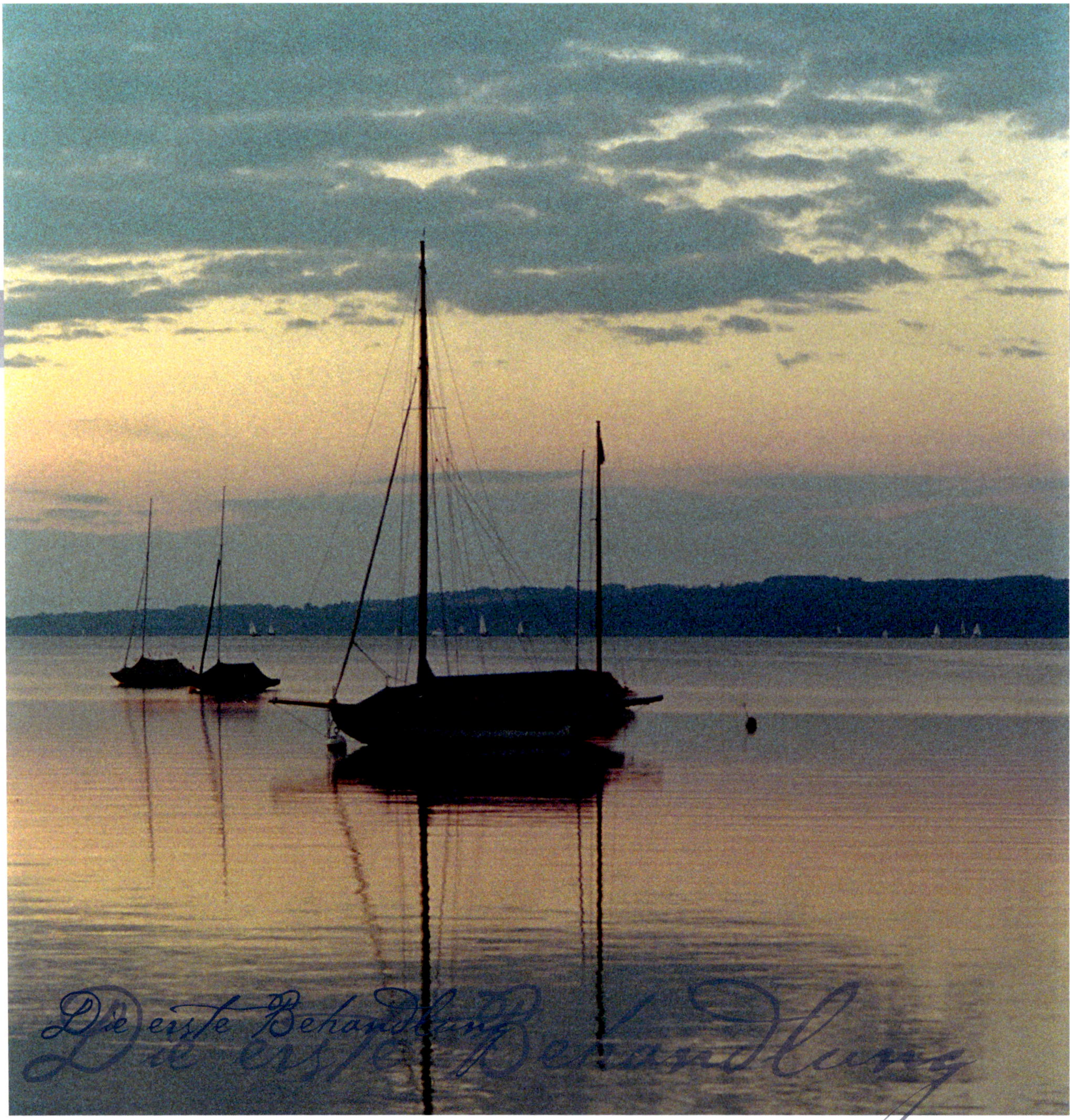

Die erste Behandlung

- - KAPITEL 2

SEHEN – ERKENNEN – KORRIGIEREN – SELBSTHEILUNGSKRÄFTE AKTIVIEREN

OSTEOPATHIE BEI FRAUEN

OSTEOPATHIE BEI MÄNNERN

OSTEOPATHIE BEI KINDERN

OSTEOPATHIE BEI KOPFSCHMERZEN

OSTEOPATHIE BEI SCHULTER- UND NACKENSCHMERZEN

OSTEOPATHIE BEI VERDAUUNGSPROBLEMEN

OSTEOPATHIE BEI SPORTLERN

MENISKUSSCHADEN

MUSKELZERRUNG UND MUSKELRUPTUR

BANDZERRUNG / BANDRUPTUR / SEHNENRUPTUR

DISTORSION / UMKNICKTRAUMA

FRAKTUREN

TENNISARM

UNBEMERKTE ENTZÜNDUNGEN UND INFEKTE

ARTHROSE

FIBROMYALGIE

- - 2 SEHEN - ERKENNEN - KORRIGIEREN – SELBSTHEILUNGSKRÄFTE AKTIVIEREN

Der Osteopath behandelt Kranke und keine Krankheitsbilder. Jeder Mensch, jeder Patient, ist ein einzigartiges Individuum und der Osteopath kann diesem Individuum helfen, vollständig geheilt zu werden, solange keine Gewebestruktur zerstört ist. Lernen Sie mehr über die speziellen Therapien des Osteopathen, um selbst beurteilen zu können, wann Sie sich einer Behandlung unterziehen sollten.

Die erste Behandlung

NACH DER ERSTEN BEHANDLUNG

Während der ersten Behandlung sind viele Patienten von den minimalen Impulsen überrascht. Manch einer mag denken, der Osteopath legt einfach nur seine Hände auf den Körper, die feinen zielgerichteten Bewegungen werden gar nicht wahrgenommen. Umso mehr sind manche Patienten erstaunt, wenn durch die Anregung der Körperkräfte in den ersten Tagen mit einer Zunahme der Beschwerden zu rechnen ist. Dieser mögliche Erstverschlimmerungseffekt ist Ihnen vielleicht aus der Homöopathie bekannt. Während der weiteren selbstständig ablaufenden Regulation kommt es sehr rasch zu einer Beruhigung und Besserung. Jeder Patient wird eine individuelle Reaktion seines Körpers erleben. Nach der ersten Behandlung sollte der Körper über eine bestimmte Zeit in Ruhe gelassen werden, um die Eigenregulationskräfte nicht zu stören. Es gibt keine genauen Regeln, wie oft ein Patient behandelt werden muss.

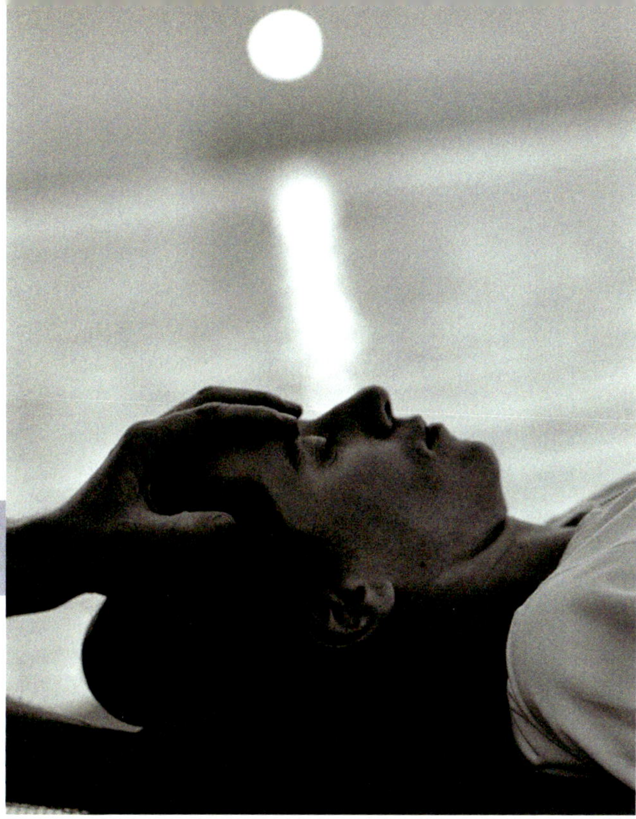

Fotos Constanze Wild

OSTEOPATHIE BEI FRAUEN

Es gibt bei Frauen verschiedene Gründe, die die Selbstheilungsfähigkeit des weiblichen Körpers an seine Grenzen führen kann. In der Pubertät findet mit Beginn der Periode ein Umstellungsprozess statt, der neben vielen positiven Erscheinungen auch körperliche und emotionale Probleme mit sich bringt. Neben psychisch-emotionalen Faktoren, die sekundär zu Gewebeungleichgewichten führen können, gibt es auch angeborene oder erworbene Gewebespannungen, die sich spontan nicht mehr lösen können. Stimmungsschwankungen, Konzentrationsschwächen, Menstruationsschmerz, Kopf- und Kreuzschmerzen können die Folge sein. Auch Blasen- und Vaginalentzündungen sind häufig. Die schulmedizinisch-gynäkologischen Vorsorgeuntersuchungen sind in diesen Fällen meist unauffällig und die Patientin sich der Ursachen nicht bewusst. Diese liegen in den weiblichen Geschlechtsorganen verborgen, die auf Grund ihrer Aufgabe hoch mobil und flexibel konstruiert sind, dadurch

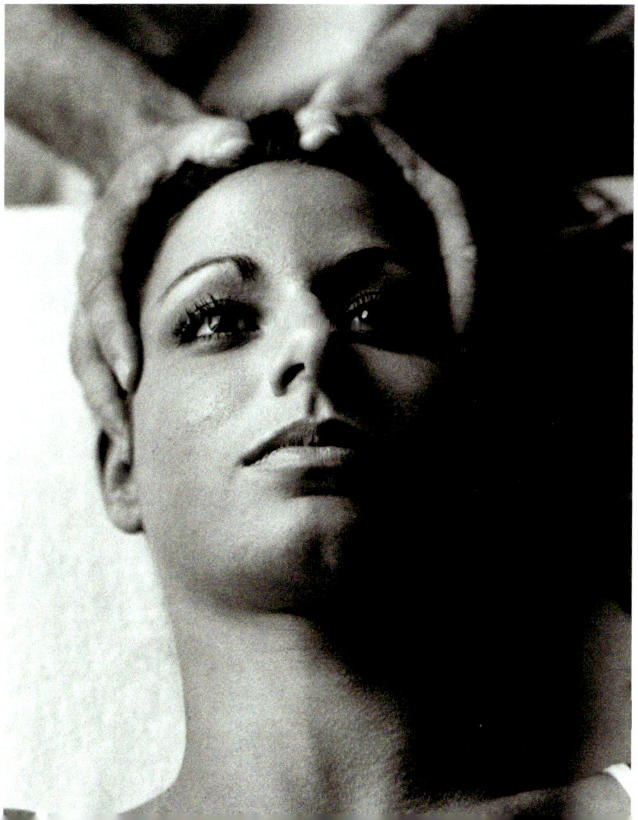

aber auch eine besondere Anfälligkeit für Gewebefehlspannungen aufweisen. Die Gebärmutter ist beispielsweise über Bänder und Bauchfellanheftungen mit den Beckenknochen verbunden. Das kann direkt die Stellung und Funktion der Gebärmutter beeinflussen.

Es ist ratsam, dass sich Mütter vor der Entbindung und vor allem nach der Entbindung osteopathisch behandeln lassen. Vor der Entbindung korrigiert der Osteopath die Statik, damit Becken, Wirbelsäule und die inneren Organe nicht unnötig belastet werden. Aufgrund der großen körperlichen Umstellung nach der Geburt kann es zu diversen Beschwerden im Wochenbett kommen, wenn sich der Körper der Frau wieder zurückbildet. Der Osteopath kann den Organismus dabei unterstützen, wieder zu seiner Normalität zurückzufinden. Der Übergang in die Wechseljahre ist eine weitere große Umstellung des Hormonhaushalts. Häufig haben sich über die Jahre die Folgen ungesunder Lebensweisen angehäuft, sodass die im Umstellungsprozess so wichtigen körperlichen Reserven aufgebraucht sind. Viele Probleme, wie Blasenschwäche mit leichtem Urinabgang, an der auch Frauen schon in jüngeren Jahren leiden, werden aus unnötigem Schamgefühl verborgen. Die Osteopathie kann hier wirkungsvolle Hilfe anbieten.

OSTEOPATHIE BEI MÄNNERN

Während bei Frauen vor allem Schulter-Nacken-Beschwerden vorherrschen, sind Männer anfälliger für Lendenwirbelschmerzen. In der Natur des Mannes findet sich oft die Tendenz, auftretende Schmerzen zu kompensieren, indem der Mann andere Aktivitäten erhöht. Familiäre und berufliche Konfliktsituationen können beim Mann zu Stress-Symptomen führen, in dessen Folge sich die Gewebespannung und der Muskeltonus erhöhen, woraus Fehlstellungen, Ungleichgewichte und Flüssigkeitsstauungen mit einer Verschlechterung der Zellernährung einhergehen. Frauen besitzen meist einen problembezogeneren Ansatz, um Stress-Situationen zu meistern. In den letzten Jahren ist jedoch auch bei Männern eine vermehrte Hinwendung zum eigenen Körper festzustellen. Männer haben – im Vergleich zu Frauen – einen anderen Aufbau der Geschlechts- und Harn ableitenden Organe. Bei Männern häufen sich sexuelle Fehlfunktionen und Prostatabeschwerden mit zunehmenden Alter. Eine frühzeitige osteopathische Therapie kann wirksam Abhilfe schaffen, wenn diese Beschwerden auf Funktionsstörungen, wie Beckenfehlstellungen, zurückzuführen sind.

OSTEOPATHIE BEI KINDERN & SÄUGLINGEN

Osteopathen können gerade bei Neugeborenen, Säuglingen, Kindern und Jugendlichen sehr erfolgreich behandeln, da das Gewebe von Kindern lange Zeit formbar ist und der kindliche Körper sich schneller beeinflussen lässt als der erwachsene Körper. Der kindliche Schädel besteht bei der Geburt aus mehreren weichen Knochenschichten und Bindegewebsplatten, die bis zur Pubertät, teilweise auch wesentlich später, zusammenwachsen. Auf Grund der Enge des mütterlichen Beckens kommt es im Geburtsverlauf, umso mehr beim Einsatz von Zange oder Saugglocke, zu großen, auf den Kopf des Neugeborenen einwirkenden Kräften, die zu mehr oder weniger starken Verschiebungen der Knochensymmetrie führen können. Wenn nun die Selbstregulierungskräfte am Säugling und Kind nicht wirksam sind, können sich durch Kopfasymmetrien Druck- oder Zugwirkungen aufbauen, die Störungen an Schädelnähten und Nervenaustrittspunkten verursachen.

Alle wichtigen Nerven, die die Funktion des Körpers überwachen, verlassen den Schädel über spezielle Nervenaustrittspunkte. Fehlfunktionen können sich am gesamten Körper ausbreiten. Diese Funktionsstörungen können die normale körperliche und geistige Entwicklung beeinträchtigen. Auch durch Stürze des Kindes oder andere Traumen im form-

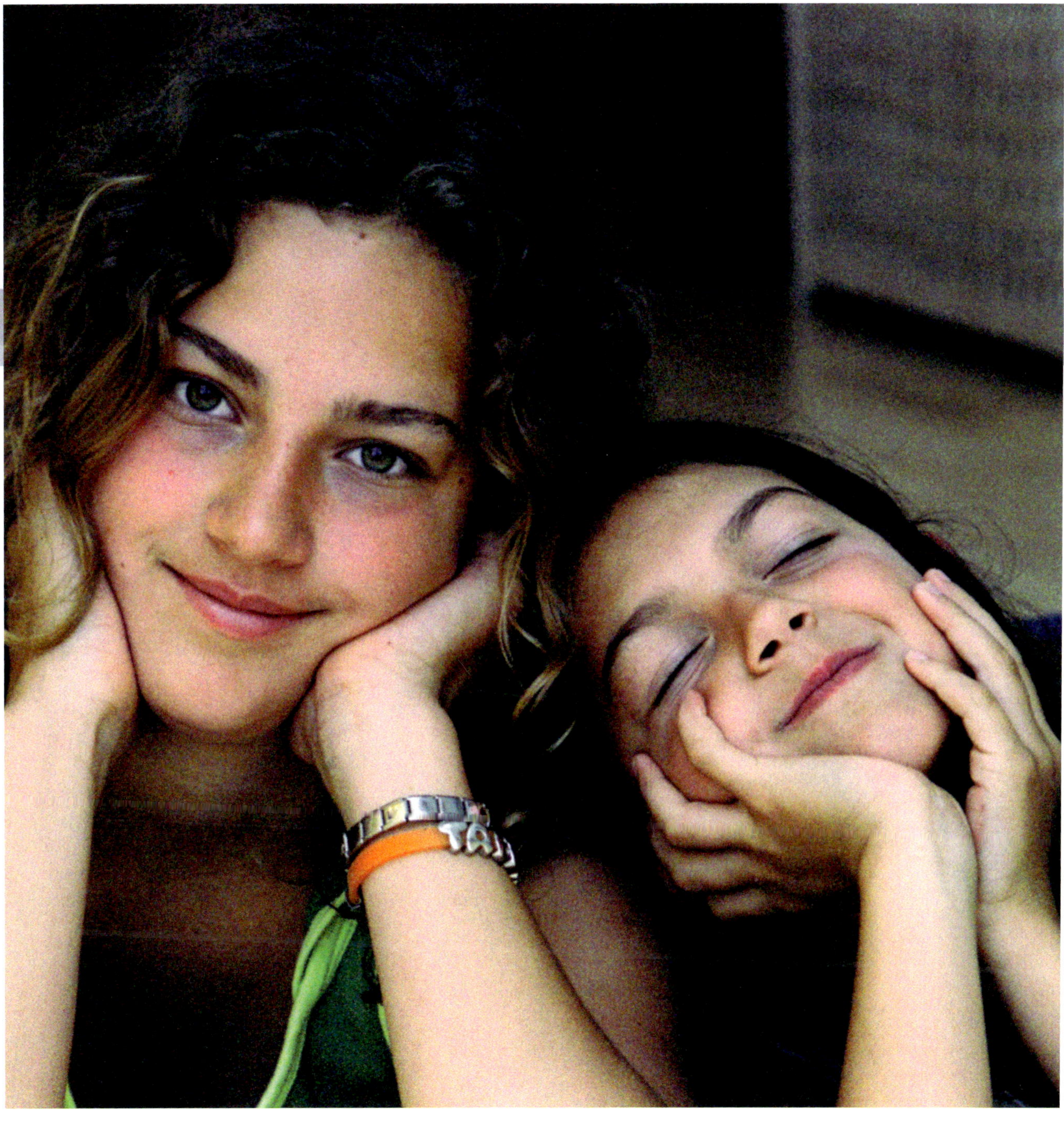
Foto Constanze Wild

baren kindlichen Körper können solche Störungen ausgelöst werden. Wir empfehlen Eltern, einmal jährlich Ihr Kind einer osteopathischen Behandlung zu unterziehen.

Ein sehr aktuelles Thema in Schulen sind die Beschwerden über mangelnde Aufmerksamkeit der Kinder. Das sogenannte ADS – das Aufmerksamkeits-Defizit-Syndrom – überfordern vielfach Lehrer und Eltern.

Zeichen für ADS sind:

1 Das Kind versagt oft dabei, einer Sache besondere Aufmerksamkeit zu widmen, außer es ist von ihr regelrecht gefesselt

2 Es macht in der Schule Fehler aus Sorglosigkeit

3 Es scheint oft nicht zuzuhören, wenn es direkt angesprochen wird

4 Es lässt sich leicht durch Reize von außen stören

5 Es verliert, vergisst oder verlegt oft Dinge, die wichtig sind für seine Aufgaben oder Aktivitäten, ist oft vergesslich bei täglichen Verrichtungen

6 Es kann schwer bei der Sache, im Spiel oder bei einer Aufgabe bleiben

7 Es hört nicht auf Anweisungen oder Instruktionen

8 Es hat oft Schwierigkeiten, Aufgaben oder Aktivitäten zu organisieren

9 Es tut sich schwer damit, neue Regeln zu lernen, weil es bei der Erklärung nicht bei der Sache ist

10 Es kann nur schlecht zuhören, einzelne Satzteile oder Einzelheiten des Gesagten gehen ihm verloren

11 Es hat die Tendenz, leicht gelangweilt zu sein

Ein weiteres Defizit-Syndrom bei Kindern unserer Zeit ist ADSH – das Aufmerksamkeits-Defizit-Syndrom mit Hyperaktivität. Die Zahl der Kinder, die in den letzten Jahren von der Schulmedizin als hyperaktiv diagnostiziert werden, ist extrem angestiegen. Jedes Kind, das davon betroffen ist, hat seine ganz spezielle, individuelle Hyperaktivität. Die Kinder sind meist sehr lieb, offen, kontaktsuchend, gesprächsfähig, einfallsreich, intuitiv und hochintelligent, sehr oft freigiebig und großzügig. Diese Seiten scheinen aber immer nur für kurze Momente durch, während die notorische Unruhe des Körpers und der Gedanken weitgehend die Überhand behält. Osteopathen können mit Hilfe craniosakraler Techniken helfen, das Kind zu einer besseren Körperbalance zu führen und in

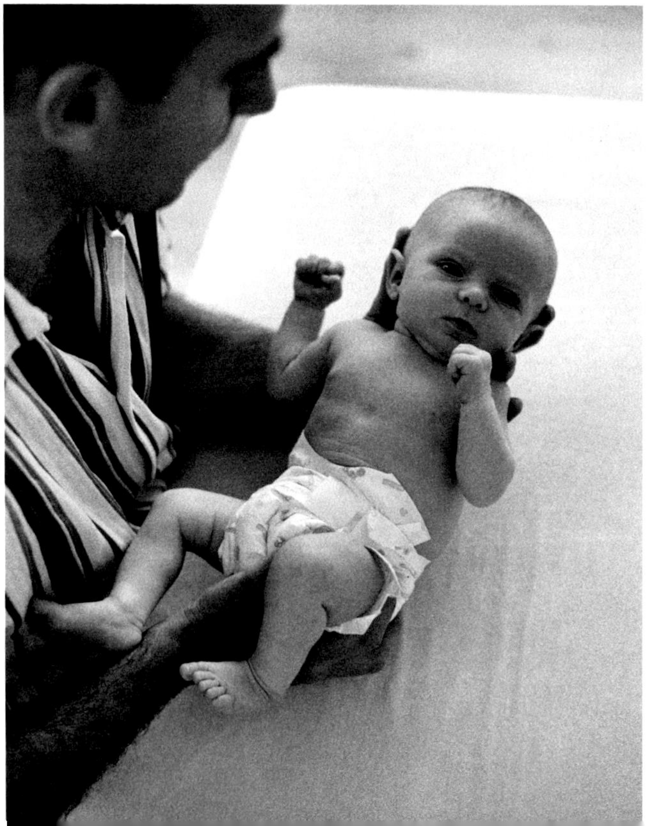

ein Gleichgewicht zu bringen (vergl. Kapitel 4, „Die Energien der Kinder"). Nichtsdestoweniger bedürfen diese Kinder sehr viel Verständnis und Umdenken der Eltern. Schulen, die sich dieser Kinder besonders widmen, sind Montessori- und Waldorf-Schulen.

OSTEOPATHIE BEI KOPFSCHMERZEN

Die Ursachen für Kopfschmerzen können sehr vielfältig sein. Die genaue Beschreibung der Schmerzsymptome kann erste Hinweise geben. Kopfschmerz kann situationsbedingt auftreten, oder ständig mit unterschiedlicher Intensität präsent sein. Er kann bei körperlicher Belastung, beim Sport oder bei intensiver beruflicher Tätigkeit und Stress auftreten. Eine häufige Ursache für den Kopfschmerz liegt in einer Flüsigkeitsdysbalance im Gehirn. Kurzfristig lassen sich die Kopfschmerzen mit Schmerzmittel behandeln, der Osteopath wird jedoch in seiner Diagnose genauestens herausfinden, wo die Ursachen sind und wie lange der Schmerz bereits besteht. So kann eine dauerhafte Selbstheilung erzielt werden.

Der Patient wird cranio-sakral behandelt werden, dh. der Osteopath wird die Schädelnähte, die Gelenkverbindungen zu Halswirbelsäule und Kiefer und die Schädelknochen prüfen. Die Statik des Patienten mit Kopfschmerz wird untersucht, sie hat auf die Stellung des Kopfes einen enormen Einfluss. Die Stellung wird von Muskeln gesteuert, die den Kopf immer gerade halten und gewährleisten, dass die Augen in einer waagerechten Ebene liegen und geradeaus schauen können. Durch diese Muskeln ziehen Blutgefäße, die das Gehirn versorgen. Sollte die Statik verändert sein, stehen diese Muskeln unter Dauerspannung, da sie die falsche Haltung ständig korrigieren müssen. Die angespannten Muskeln beeinflussen die Durchblutung des Kopfes und können so den Kopfschmerz auslösen. Ursachen können auch eine Störung des venösen und des lymphatischen Abflusses sein, was zu einer Drucksteigerung im Schädel führt. Der

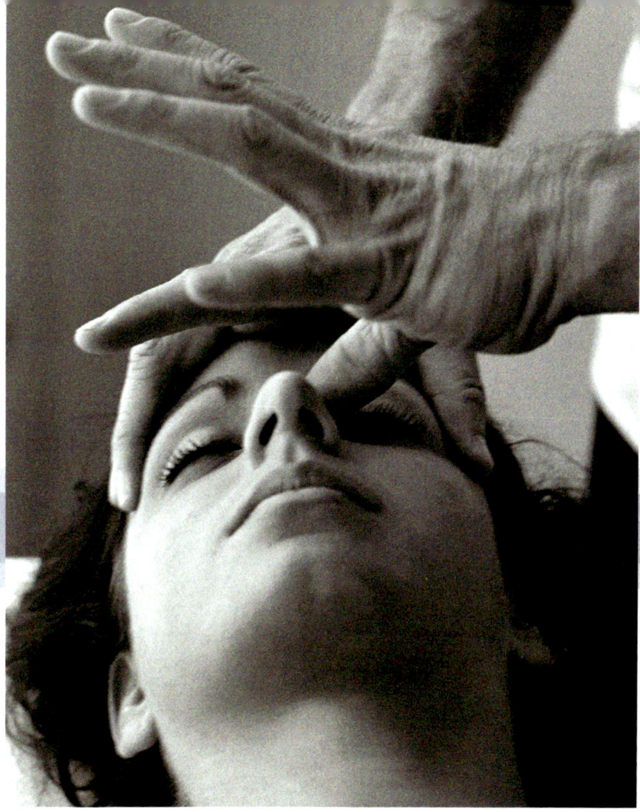

Fotos Constanze Wild

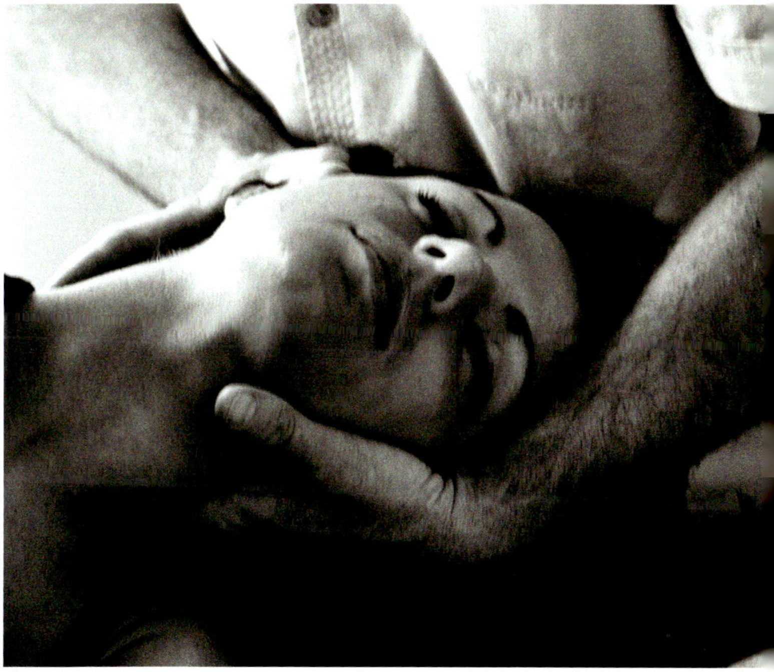

Osteopath wendet arterielle und venöse Stimulationstechniken an. Die Stärke der Osteopathie ist, die Ursache zu finden, woher der Schmerz kommt. Bewährte begleitende therapeutische Maßnahmen sind die Akupunktur und Homöopathie, im speziellen die Mittel Belladona, Bryonia, Gelsenium, Ignatia, Kalium bichromicum, Natrium muraticum, Nux vomica, Silicea, Calcium phosphoricum und Cimicifuga. Fragen Sie Ihren Homöopathen oder Akupunkteur.

- - 2 OSTEOPATHIE BEI SCHULTER- UND NACKENSCHMERZEN

Es gibt sehr vielfältige Ursachen für Schulter- und Nackenschmerzen. Sie können durch ein Unfall- oder Verletzungstrauma hervorgerufen werden oder nicht traumatischer Natur sein. Viele Menschen, die im Büro arbeiten und ausschließlich vor dem Computer sitzen, klagen häufig über Kopfschmerzen, Nackenschmerzen, Schwindelgefühle und Probleme beim Schlucken. Der Osteopath sucht die Ursachen und kennt die komplexen Zusammenhänge im Schulter- und Nackenbereich. Er wird viszeral behandeln, das heißt die Organe und umliegenden Gewebsstrukturen. Sollten die Probleme mit einer schwach ausgeprägten Muskulatur zusammenhängen, wird der Osteopath den Patienten zur Korrektur von Muskeldysbalancen zum Physiotherapeuten verweisen.

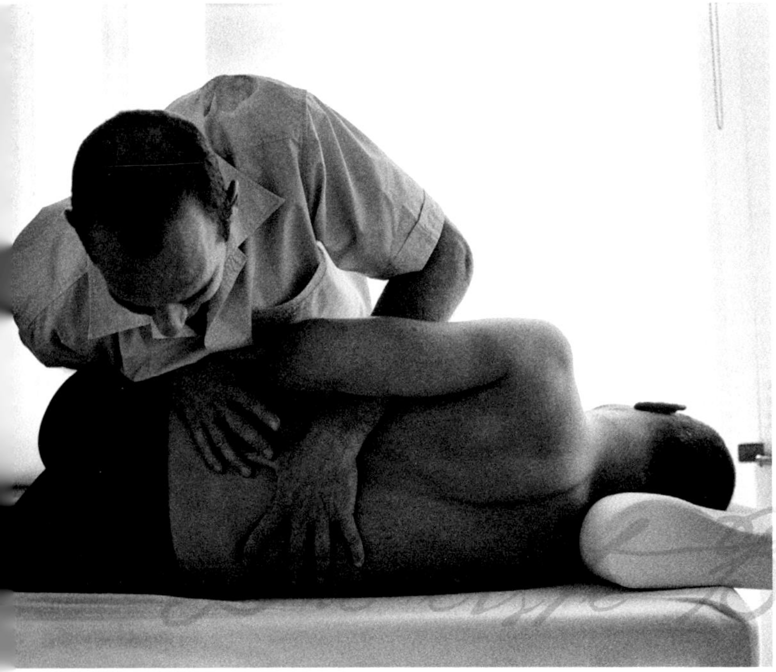

Foto Constanze Wild

OSTEOPATHIE BEI KREUZSCHMERZEN

Schmerzen im Bereich des Kreuzbeins werden als Kreuzschmerzen zusammengefasst. Gerade bei Kreuzschmerzen empfehlen wir, den Osteopathen Ihres Vertrauens aufsuchen. Typische Kreuzschmerzen sind der Ischiasschmerz, die Blockade des Iliosakralgelenks (ISG), der dumpfe Kreuzschmerz, das sogenannte Abbrechen und der Kreuzschmerz bei Frauen während der Periode oder Schwangerschaft.

Der Ischiasschmerz ist eine Reizung des Ischiasnervs, der vom Gesäß über die Rückseite der Beine bis zu den Füßen reicht. Kribbeln, Schmerzen oder Lähmungsgefühle sind die Symptome. Eine Bandscheiben-Wölbung (Protrusion) oder ein Bandscheibenvorfall (Prolaps) können ebenso die Irritation auslösen. Der Nerv kann auch im Zwischenwirbelloch eingeengt sein oder durch eine Entzündung gereizt sein. Schlimmstenfalls kann ein Tumor den Ischiasnerv beengen. Der Osteopath arbeitet Hand in Hand mit Befunden der Schulmedizin und kann gerade durch seine ganzheitliche Behandlungsweise helfen, die eigentliche Ursache zu finden. So können beispielweise Abschnitte des Dickdarms, die über ein Gewebsnetz an den vorderen Strukturen der Bandscheiben zwischen vierten und fünften Lendenwirbel und dem Iliosakralgelenk befestigt sind, Zug auf die Bandscheiben ausüben. Der Osteopath kann mit Hilfe seiner Behandlungstechniken Ungleichgewichte und Spannungen lösen und dem leidigen Kreuzschmerz ein Ende bereiten.

Die Iliosakralgelenk-Blockade (ISG-Blockade) kann durch einen Sturz oder ein Trauma hervorgerufen werden oder das Ergebnis einer Überbeweglichkeit sein. Der menschliche Körper neigt dazu, Überbeweglichkeiten durch Stabilität in Nachbarregionen auszugleichen. Ein Beweglichkeitsdefizit der Lendenwirbelsäule wird der Körper durch eine schmerzhafte Überbelastung des Iliosakralgelenks kompensieren. Gründe können Schwäche der anheftenden Bänder und Muskeln sein, oder der stetige Zug eines Organs, etwa des Dickdarms, sein. Der Osteopath spürt mit seinen Händen die Ursache der Blockade auf und kann so die ISG-Blockade lösen.

Das sogenannte „Abbrechen" ist ein Kreuzschmerz, der häufig bei Frauen nach einer Schwangerschaft, aber auch bei ehemaligen Tänzern und Ballett-Tänzerinnen auftritt. Die Patienten beschreiben diesen Schmerz wie ein Abbrechen der Wirbelsäule im Kreuzbereich. Ähnlich der ISG-Blockade kann die Ursache eine Laxheit der Bänder, Schwäche der Muskeln oder Zug eines Organs im unteren Bereich der Wirbelsäule sein. Bei Tänzerinnen etwa wurden hier Muskeln aufgebaut, die die vorherrschende Schwäche der Bänder kompensierten. Nach Ende der Karriere werden diese Muskeln nicht mehr benützt und es kann zu den Abbrech-Schmerzen kommen. Der Osteopath wird in diesem Falle den Patienten zum Physiotherapeuten weiterschicken, um den Muskel wieder aufzubauen. Löst jedoch ein Organ die Schmerzen aus, wird der Osteopath Dünndarm, Dickdarm, Gebärmutter, viszerale Strukturen und das Zwerchfell behandeln. Der am schwierigsten zu diagnostizierende Kreuzschmerz ist der dumpfe Kreuzschmerz. Der Schmerz kann organische Ursachen haben, oder es können Stress und Überarbeitung zu Verkrampfungen oder Durchblutungsstörungen der betroffenen Muskeln führen. Häufig kombinieren sich diese Ursachen. Wiederum wird der Osteopath die Beweglichkeit der Wirbelsäule, des Beckens und der inneren Organe überprüfen und mit der manuellen Therapie beginnen.

OSTEOPATHIE BEI VERDAUUNGSPROBLEMEN

Verdauung ist der Prozess der Umwandlung aufgenommener Nahrung in eine für den Organismus verwertbare Form. Zahlreiche Organe sind daran beteiligt und bilden den Verdauungstrakt. Probleme können in jedem einzelnen Abschnitt entlang des Verdauungstraktes entstehen. Ständiges Sodbrennen oder Schluckbeschwerden können die Folge sein, genauso wie Schmerzen im Zwölffingerdarm, in Bauchspeicheldrüse, Galle, Leber und im Dünndarm oder Dickdarm.

Auch Nervösität, schlechte Ernährung und zu hastiges Essen, sowie andauernder Stress können zu Sodbrennen und anderen Magenbeschwerden führen.

Der Osteopath kann Spannungen im Magenbereich lösen und ebenso Zwerchfell und Speiseröhre behandeln. Beim Abtasten des Dünndarms wird er dessen korrekte atemabhängige Bewegung überprüfen und nach möglichen Verklebungen mit anderen Organen wie Blase, Dickdarm oder Gebärmutter suchen und die Gesamtmobilität des Dünndarms analysieren. Zusätzlich zu den osteopathischen Behandlungstechniken können Akupunktur und Homöopathie sehr gute Erfolge aufweisen. Auch die Kinesiologie ist eine empfehlenswerte komplementäre Heilmethode bei andauernden Verdauungsproblemen.

Foto Thilo Brunner

- - 2

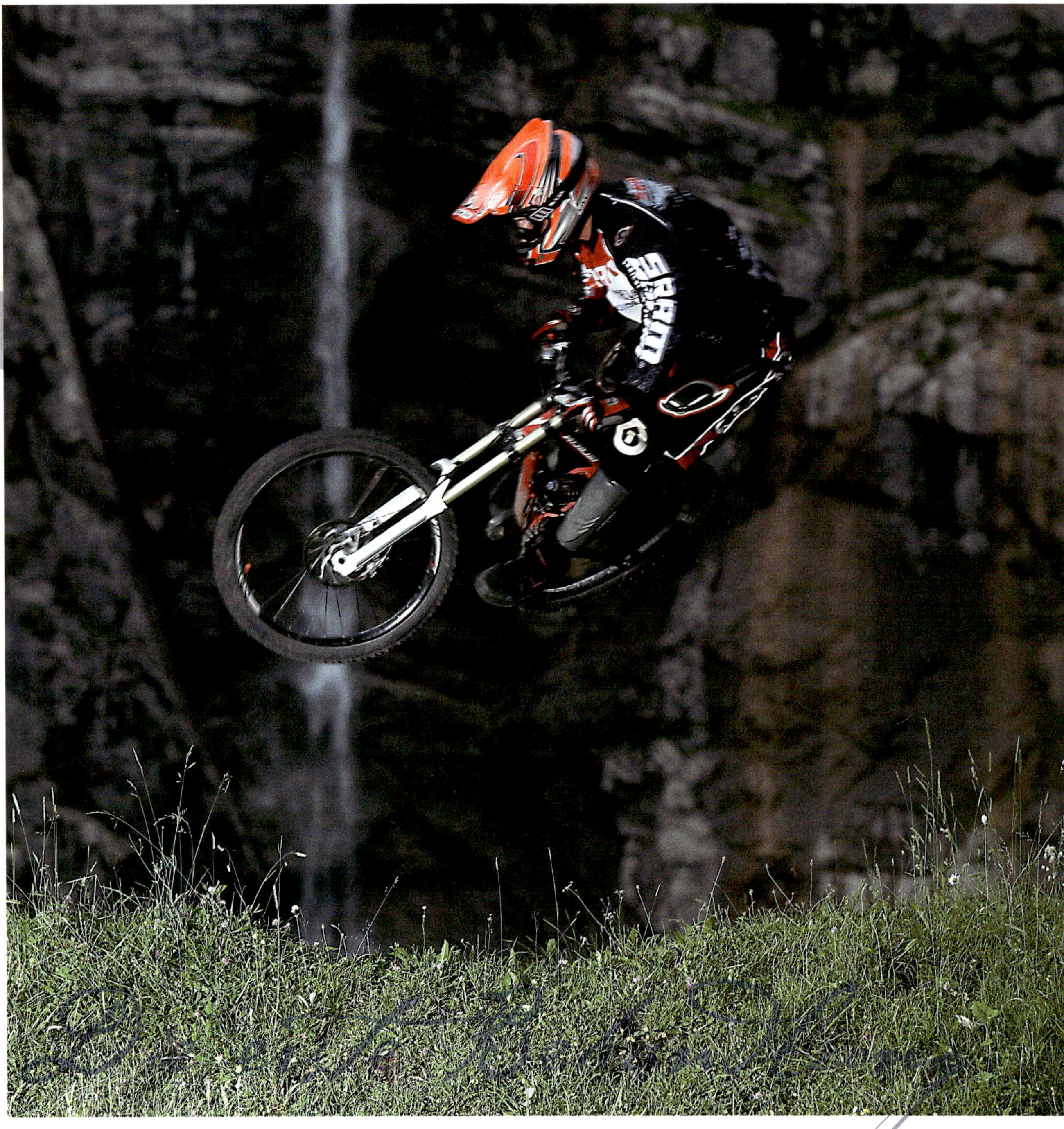

MENISKUSSCHADEN

Der Meniskusschaden ist eine der gefürchtesten Verletzungen für jeden aktiven Sportler. Vielfach sind gerade Athleten der Ballsportarten davon betroffen. Oftmals geht der Sportler kalt und unaufgewärmt zum Training, wie es Freizeitspieler leider sehr häufig tun. Sie enden dann mit der Diagnose „Innenmeniskus-Anriss". Wie kommt es dazu? Beim Patienten findet sich häufig eine Fehlstatik des Beckens als Erstursache. Die beinbeugende Muskulatur, die am Sitzbein beginnt und am Innenmeniskus endet, ist direkt mit dem Innenmeniskus verwachsen. Nachdem das Becken rotiert dasteht, im Becken-Schiefstand, kommt es zu Fehlspannungen beim beinbeugendem Muskel. Die elastischen Fasern sind eingeschränkt oder behindert. Dadurch kann der Muskel nicht schnell genug entspannen. Bei einer explosionsartigen Bewegung – wie z.B. einem Schuss

Foto Constanze Wild

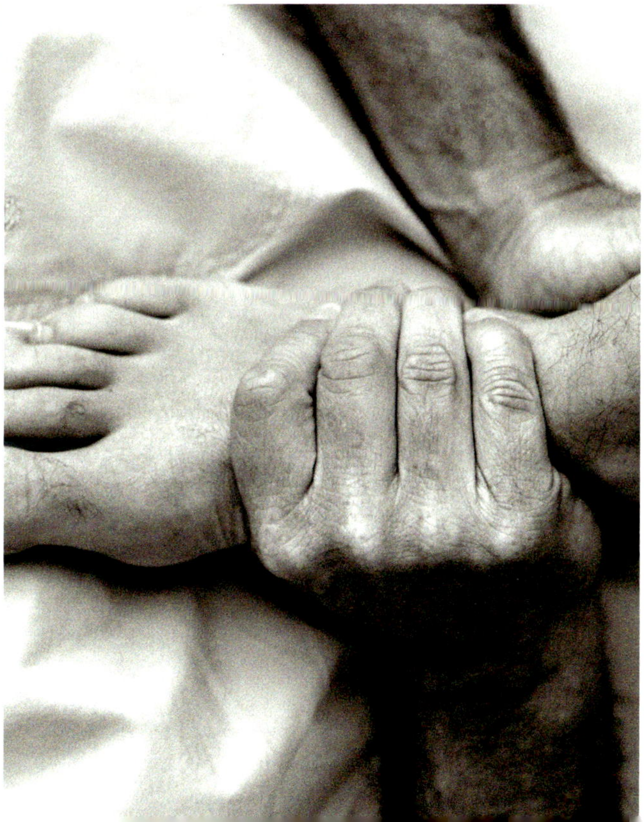

auf den Ball – kann es zum Abriss kommen, da eine Bewegung des Meniskus nach vorne nicht zugelassen wird. Der Osteopath untersucht die Fehlstellung des Beckens an der Darmbeinschaufel. Er behandelt die nervalen Strukturen der beinbeugenden Muskulatur. Mit viszeralen Techniken sucht er die Ursachen und setzt Impulse, um die Selbstheilung zu aktivieren. Wer sehr viel Sport treibt, dem empfehlen wir einen präventiven Besuch beim Osteopathen, um einen Meniskus-schaden vorzubeugen. Die Zusammenarbeit mit Schulme-dizinern ist für Osteopathen sehr wichtig, da bei einem Meniskus-Riss der Patient chirurgisch betreut werden kann.

MUSKELZERRUNG UND MUSKELRUPTUR

Fast jeder aktive Sportler hat schon mal eine Zerrung erlitten, zum Beispiel eine Wadenzerrung beim Joggen. Gerade in den kalten Wintermonaten ist es nötig, die Mukulatur zuhause mit Übungen aufzuwärmen(„Radfahren in Seitlage", Dolittle Übungen, Seite 129). Eine Muskelzerrung kann durch Durchblutungsstörungen, durch Überanstrengungen, durch ungewohnte Bewegungen, durch Fehlernährung der Muskulatur oder durch nervale Fehlsteuerungen verursacht werden. Der Osteopath untersucht die nervale Versorgung der Muskulatur, die arterielle Blutversorgung und wendet arterielle und venöse Techniken an, um das lymphatische System zu verändern. Zumeist ist der ganze Körper bereits aus dem Lot, sodass eine permanente Vorspannung der Wade diese verletzungsanfällig macht.

BANDZERRUNG / BANDRUPTUR / SEHNENRUPTUR

Eine typische Verletzung bei Tennis und Squash Spieler ist die Achillessehnen-Reizung. Sie entsteht durch Überlastung, durch eine Fehlstatik, sowie schlechter nervaler und arterieller Versorgung. Wiederum wird der Osteopath den Ernährungszustand der Muskulatur untersuchen und

Foto Thilo Brunner

- - 2

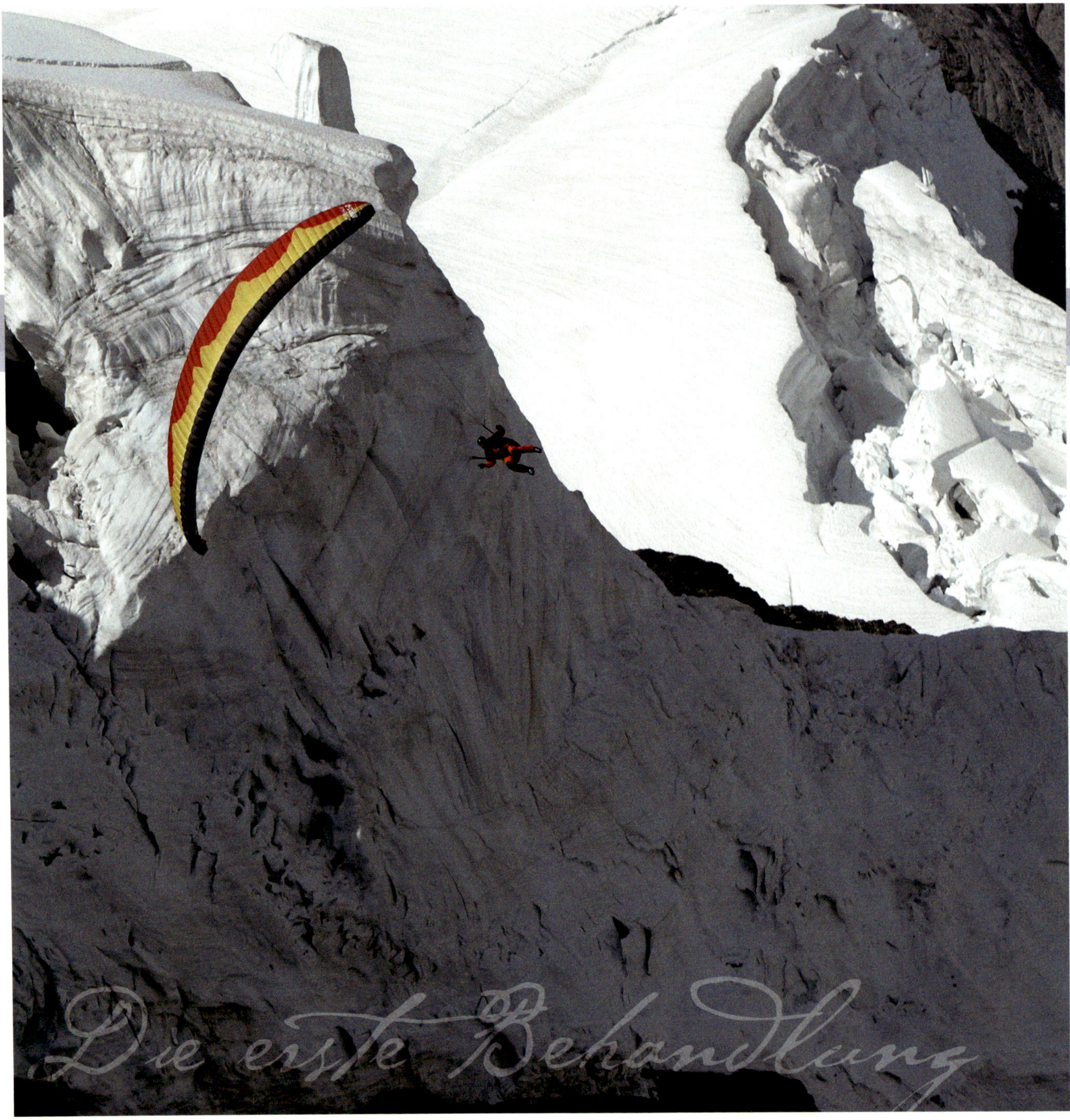

Die erste Behandlung

die Statik des Patienten ausrichten. Bei einem Achillessehnenriss ist ein chirurgischer Eingriff unumgänglich.

DISTORSION (VERSTAUCHUNG) / UMKNICKTRAUMA

Das Umknicktrauma ist eine weitere typische Verletzung von Tennis- oder Squash-Spielern. Die Ursachen sind meist dieselben: das Training wird kalt begonnen, der Muskel ist überanstrengt und schlecht durchblutet und schlecht ernährt. Vielfach verwenden Freizeitspieler auch schlechtes Schuhwerk. Bei einer akuten Distorsion (Verstauchung) empfehlen wir:

- Hören Sie sofort mit dem Sport auf
- Legen Sie Eis in einem geschlossenen Beutel auf den verletzten Knöchel
- Legen Sie einen elastischem Kompressionsverband an und verwenden Sie eine Elektrolytsalbe (z.B. „Elyth", von Nawa Vertrieb)
- Wechseln Sie diesen Verband in der ersten Nacht drei- bis viermal
- Nehmen Sie homöopathische Arnika Globuli der Dosierung D12
- Nehmen Sie Rescue Notfalltropfen (Bachblüten-Therapie)

Suchen Sie zusätzlich einen Schulmediziner auf, lassen Sie ein Röntgenbild anfertigen, um zu entscheiden, ob eine Operation nötig ist oder nicht. Der Osteopath wird bei Umknicktraumen Behandlungstechniken aus der craniosakralen Therapie und myofasciale Methoden anwenden (Still Punkte). Er beginnt eine Gewebe-Trauma-Therapie und sucht die Ursachen der Distortion.

FRAKTUREN

Grundsätzlich unterscheidet man verletzungsbedingte oder ermüdungsbedingte Brüche. Eine schulmedizinische Abklärung ist unumgänglich. Ursachen können z.B. zuviel Kraftaufwand beim Golfspiel sein: schlechte Hebelverhältnisse beim Schwung oder alte Verletzungen verursachen solche Frakturen. Auch Ermüdungsbrüche gehören zuerst schulmedizinisch versorgt. Der Osteopath kann helfen, dass Sie schneller wieder aktiv sind und Sport treiben können. Er wendet myofaszialeTechniken und mechanical-link-Techniken an. Komplementär sind homöopathische Mittel wie Schüßler-Salze und Magnetfeld-Anwendungen zu empfehlen.

DER TENNISARM

Der Tennisarm ist eine Muskelveränderung mit beginnender Knochenhautentzündung hervorgerufen durch Überlastung am Sportgerät oder das tägliche stundenlange Klicken mit der Maus am Computer. Die Ursachen sind Fehlhaltungen und eine Dysbalance zwischen innerer und äußerer Unterarmmuskulatur. Der Osteopath schaut sich die Gelenkstellung am Ellbogen und zugehörigen Gelenken an. Das Elle-Speiche-Gelenk kann eine Fehlstellung aufweisen und dadurch eine Dyskoordination des zu stabilisierenden Muskels entstehen. Der Osteopath untersucht die Halswirbelsäule und Brustwirbelsäule und prüft die Stellung des Kopfes im Raum. Des weiteren sind viszerale Läsionen möglich, wiezum Beispiel eine Einschränkung der Beweglichkeit der oberen viszeralen Gelenke.

ARTHROSE

Arthrose ist eine Veränderung am Gelenk durch Verschleiß. Seit Jahrhunderten ist auch die Bezeichnunung „Rheuma" für jede Art von degenerativen Veränderungen geläufig. Arthrose entsteht durch das Absterben von Knorpelgewebe in den Gelenken, wobei der Gelenkknorpel eine entscheidende Rolle beim Entstehen der Arthrose spielt. Auch permanente Fehlernährung und andauernde Übersäuerung des Körpers können die Gelenke angreifen. Letztendlich sind jedoch alle Gelenkstrukturen, einschließlich der angrenzenden Knochen, Bänder, Gelenkkapseln und Muskulatur davon

betroffen. Im Arthroseprozess sind Entzündungsstoffe und der sogenannte Tumor-Nekrose-Faktor (TNF) erhöht. Diese Faktoren setzen wiederum bestimmte Enzyme frei, die die Grundsubstanz des Knorpels angreifen und zerstören. Neueste wissenschaftliche Ergebnisse sind überraschend: unser Körper löst mit zunehmendem Arthrosegrad immer stärker werdende Reparaturmechanismen aus. Bei der schweren Arthrose bilden sich durch die erhöhte Zellteilungsrate regelrechte Zellhaufen, daneben sterben aber auch in einer erhöhten Rate Knorpelzellen durch sogenannten Zellselbstmord ab. Der Knorpel ist kein Gewebe, wie bisher angenommen, mit geringem Zellumsatz – diese überraschende Kenntnis hat zu neuen Denkansätzen geführt. Der Knorpel hat eine Regenerationsfähigkeit und Wissenschafter erhoffen sich in der Zukunft neue Therapieansätze.
Risikofaktoren, die zu Arthrose führen können:

Übergewicht

Das Risiko, an Kniegelenksarthrose oder Hüftgelenksarthrose zu erkranken, ist bei übergewichtigen Menschen erheblich. Ein Body-Mass-Index (BMI) von 30 bis 35 bedeutet ein vier- bis achtfaches Risiko, dass sich eine Kniegelenksarthrose entwickelt. Bei Männern ist das Risiko noch höher. Sie errechnen den BMI nach der Formel: Körpergewicht in Kilogramm dividiert durch Quadrat der Körperlänge in Metern. Verschiedene Studien konnten belegen, dass eine Gewichtsreduktion von fünf Kilogramm das Risiko, an Kniegelenksarthrose zu erkranken, bereits halbiert.

Bewegungsmangel

Fehlender Sport und mangelnde Bewegung können Knorpelschäden verursachen. Unsere Gelenke sind für Belastung konstruiert: werden sie nicht regelmäßig ausreichend belastet, büßen sie ihre Beweglichkeit ein.

Kniende Tätigkeiten

Überwiegend kniende manuelle Arbeit, sowie häufiges Heben und Tragen von Gewichten über 25 Kilogramm können eine Kniegelenksarthrose hervorrufen.

Verminderte Östrogen-Produktion

Nach der Menopause vermindert sich die Östrogen-Produktion bei Frauen, wodurch sich das Risiko, an Arthrose zu erkranken, deutlich erhöht.

Sekundärerkrankungen

Eine andere Grunderkrankung kann zu einer veränderten Stoffwechsellage führen und das Risiko erhöhen, an Arthrose zu erkranken. Dazu gehören Gelenkfehlstellungen (z.B. X-Bein, O-Bein, Hüftpfannenfehler wie Hüftdysplasie, Oberschenkelhalsfehlstellungen, Fehlwachstum nach Verletzungen und Knochenbrüchen); Stoffwechselstörungen (z.B. erhöhtes Cholesterin, Diabetes, Schilddrüsenunter- oder Schilddrüsenüberfunktion, Bluterkrankungen); bestimmte neurologische Erkrankungen; Infektionen durch Bakterien, Viren, Pilze und Parasiten; Begleitreaktionen des Körpersystems (z.B. rheumatische Erkrankungen, Darminfektionen, Erkrankungen des Bindegewebes) oder Tumorerkrankungen.

Nährstoffmangel

Mangel an mehrfach ungesättigten Fettsäuren, an Zink, Kalzium, Folsäure, verschiedenen B-Vitaminen, Bor oder Selen können Arthrose auslösen oder fördern. Die Studien hierzu sind allerdings umstritten. Weitere Studien ergaben, dass es einen engen Zusammenhang zwischen dem Schweregrad einer Arthrose und der Fähigkeit des Gewebes zur Selbstheilung gibt: je besser das erkrankte Gewebe sich selbst regenerieren kann, desto günstiger ist der Krankheitsverlauf.

Höchste Gefahr durch oxidativen Stress

Was ist oxidativer Stress? Die Sauerstofferzeugung in jeder menschlichen Zelle wird von den Mitochondrien gesteuert, die zu mehreren Hundert in jeder Zelle liegen. An diesen Orten wird Energie gewonnen und der Sauerstoff zu Wasser,

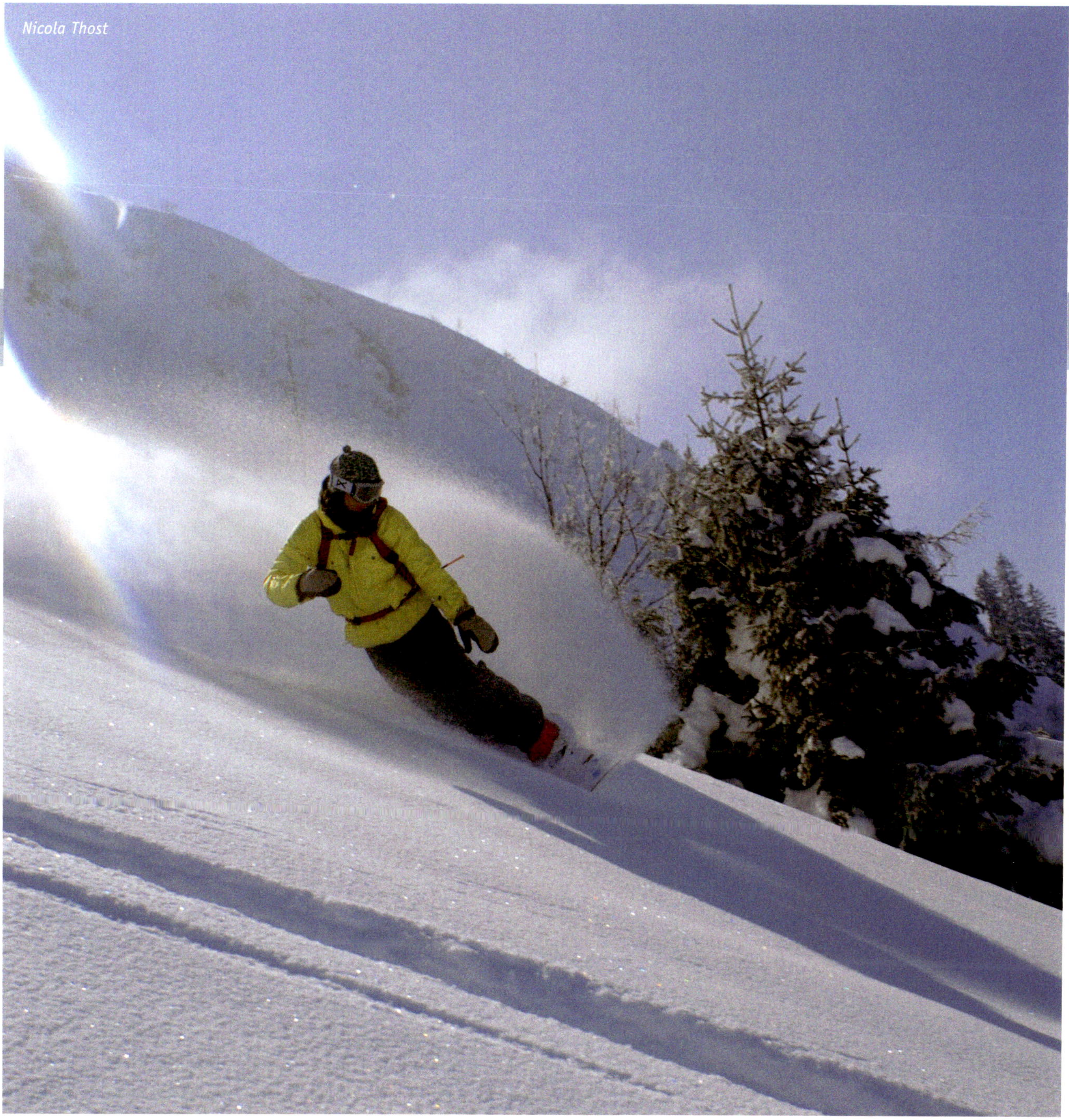
Nicola Thost

dem Endprodukt, reduziert. Allerdings entstehen bei der Energiegewinnung zahlreiche Nebenprodukte, so genannte Sauerstoffradikale, die der Körper über komplizierte Mechanismen unschädlich machen muss. Ein Sauerstoffradikal ist ein instabiles Molekül, das versucht, durch Elektronenaufnahme von einem anderen Molekül einen stabilen Zustand zu erreichen. Im Laufe des Lebens verbraucht der Mensch 15 bis 20 Tonnen Sauerstoff und produziert dabei ein bis zwei Tonnen Sauerstoff-Radikale, die entschärft werden müssen. Doch nicht nur bei der körpereigenen Energiegewinnung durch Atmung und Verdauung entstehen freie Radikale, auch Umweltfaktoren, Nahrungsmittel, Genussgifte und eine stressige Lebensweise lassen im Körper freie Radikale entstehen. Freie Radikale sind allerdings auch lebensnotwendig: sie werdem vom Immunsystem eingesetzt, um Eindringlinge wie Bakterien zu vernichten. Wie häufig in unserem Organismus ist das Geheimnis, dass im Körper ein ausgefeiltes Gleichgewicht herrschen muss, um die in Übermaß produzierten freien Radikale sofort eliminieren zu können.

Durch folgende Faktoren können freie Radikale im Körper entstehen:

- UV-Licht, Ozon
- Elektromagnetische Strahlung
- Nikotin, Alkohol
- Psychischer und physischer Stress
- Entzündungen und Verletzungen
- Operationen
- Leistungssport
- Medikamente
- Schwermetalle, Lösungsmittel
- Konservierungsstoffe, künstliche Farbstoffe, Pflanzen schutzmittel
- Mehrfach ungesättigte Fettsäuren (wegen ihrer Doppelbindung sehr instabil, deshalb von Radikalen leicht oxidierbar)
- Nitrate
- Fettreiche und eiweißreiche Nahrung
- Fast Food, Fertiggerichte

DARMTRÄGHEIT UND DEGENERATIVE GELENKERKRANKUNGEN

Nach Meinung von Wissenschaftern sind bei chronischen Erkrankungen und Arthrose nahezu immer Darmfehlregulationen beteiligt. Einer der wichtigsten Auslöser für Darmträgheit ist Bewegungsmangel. Regelmäßige körperliche Aktivität und ausgleichende Sportarten wie Walken, Joggen, Langlaufen, Mountainbiken, Inlineskaten sind eine wichtige Maßnahme, um die Darmtätigkeit anzuregen. Laufen/Gehen Sie einhundert Schritte nach jeder Hauptmahlzeit! Eine ausreichende Menge an Pflanzenkost (Obst, Gemüse, Vollkorngetreide) und biologisch wertvolle Nahrungsmittel sind für die Zusammensetzung der Darmbakterienflora und für eine normale Darmfunktion entscheidend und beugen somit Arthrose an den Gelenken vor. Der Dünndarm ist das größte immunstabilisierende Organ des menschlichen Körpers und beherbergt etwa 80 Prozent aller Abwehrzellen. Im Darm sitzt das sogenannte „enterische Nervensystem“, das ein weitgehend unabhängiges Nervensystem bildet.

Mit Hilfe dieses Systems „entscheidet“ der Darm, welche Nahrungsbestandteile resorbiert und welche ausgeschieden werden. Stellen Sie sich mal vor, dass in Ihrem Darm 100 Billionen Bakterien von etwa 400 verschiedenen Arten existieren, ohne die der Organismus nicht lebensfähig wäre. Heimat dieser Bakterien ist der Dickdarm. Die Oberfläche unseres Darms, der in Schlingen angeordnet ist, beträgt etwa 300 Quadratmeter. All diese Fakten sollen Ihnen zeigen, wie wichtig der Darm für das Gleichgewicht der Gesundheit in unserem Körper ist. Eine Darmträgheit ist nicht immer eine chronische Verstopfung, sondern kann von normalen Stuhlgang, Verstopfung und Durchfall begleitet sein. Das Immunsystem kann angegriffen sein, das wiederum zu degenerativen Gelenkerkrankungen und Knorpelschäden führen kann.

THERAPIEN BEI GELENKERKRANKUNGEN

KONSERVATIVE THERAPIE

Krankengymnastische Übungen und andere physiotherapeutische Maßnahmen stehen im Mittelpunkt einer nichtmedikamentösen Therapie. Sie dienen der Verbesserung des Bewegungsumfangs des Gelenks, sowie der Stärkung der Muskulatur, die unmittelbar auf das Gelenk einwirkt. Empfehlenswert ist vor allem die Hydrotherapie, wie Wassergymnastik und Schwimmen. Sie kann eine Lockerung und Stärkung der Gelenke bewirken, ohne diese zu stark zu belasten.

MEDIKAMENTÖSE SCHMERZTHERAPIE

Starke Beschwerden verlangen mitunter danach, sofort gelindert zu werden. Hier sollte man nicht abwägen, ob man Medikamente der Schulmedizin oder komplementärer Medizin nimmt, sondern je nach Beschwerden – oder Krankheitsbildern – Rat Ihres Osteopathen und Ihres Schulmediziners einholen und sinnvoll kombinieren.

KORTISON UND OPIOIDE

Kortison kann durchaus als kurzfristige Gabe bei entzündeten Gelenken sinnvoll sein. Opioide sind morphinähnliche Substanzen und können bei akuten sehr starken Schmerzen Hilfe bringen. Lassen Sie sich von Ihrem Schulmediziner beraten.

NICHT-STEROIDALE ANTIRHEUMATIKA (NSAR)

Größte Vorsicht ist geboten, wenn Sie NSAR zur Schmerzlinderung verschrieben bekommen sollten. Die Nebenwirkungen sind teilweise erheblich, wie Entzündungen der Magenschleimhaut, Magenblutungen oder Magen- und Zwölffingerdarmgeschwüre. Viele Salben verwenden als Grundlage NSAR.

Es gibt eindeutige Hinweise in der Schmerzforschung, dass akute Schmerzen möglichst schnell beseitigt werden müssen, da sonst eine Verselbständigung des Schmerzes im Nervensystem droht.

KOMPLEMENTÄRE HEILVERFAHREN

Akupunktur

Osteopathen empfehlen die Akupunktur als begleitende Maßnahme bei Arthrose. Es hat sich sowohl die Körper-Akupunktur, wie auch die Ohrakupunktur bewährt (vergl dazu Kapitel 3).

Proliferationstherapie

Arthrose kann überbewegliche Bänder und instabile Gelenke verursachen, was zu Schmerzen führt. Injektionen von Substanzen wie Glukose an die Ansatzstellen der Bänder

Foto Constanze Wild

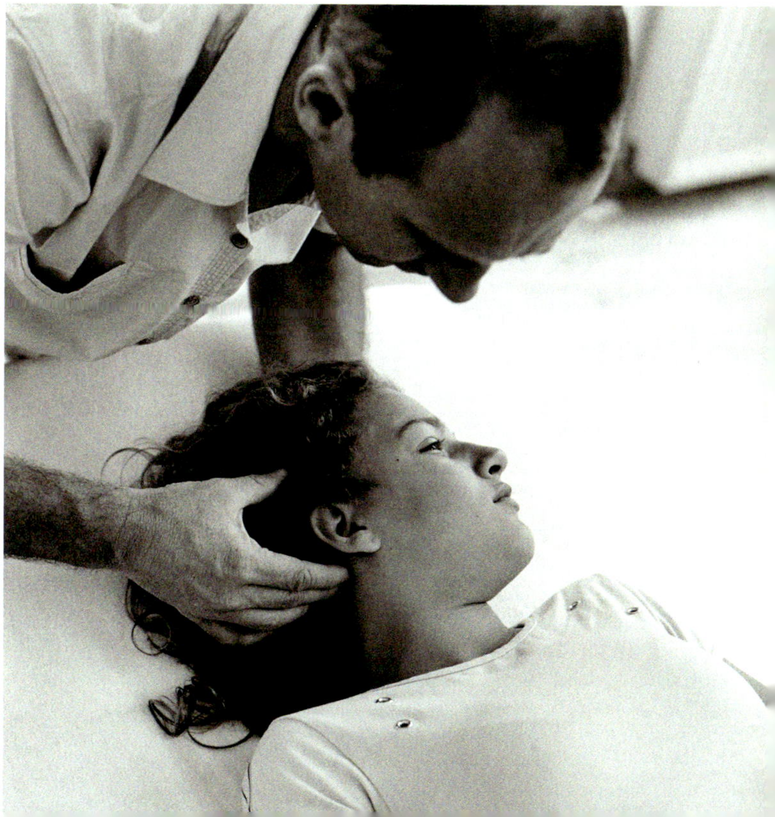

bewirken ein vermehrtes Zellwachstum in den Bändern (ein „Proliferieren" von Zellen). Es kommt zu einem Schrumpfungsprozess, wodurch das Band stabilisiert wird und der Schmerz nachlässt oder verschwindet.

Ausleitungs- und Umstimmungsverfahren

Solche Therapien sind zum Beispiel die Blutegeltherapie, das Kantharidenpflaster, die Eigenblut-Therapie und der Kataplasma-Umschlag. Diese Verfahren verändern den Blut- und Lymphfluss, normalisieren die Darmfunktion, leiten Schwermedalle aus und entschlacken das Bindegewebe. Wir empfehlen diese Maßnahmen zur Schmerzreduzierung und es können so krankheitsspezifische Giftstoffe über die Haut nach außen abgeleitet werden.

Magnetfeldtherapie

Die Arthrose kann erfolgreich durch Magnetfeldtherapien gelindert werden, das haben verschiedenen Studien bewiesen. Die Magnetfeldtherapie (PMT) oder die Pulsierende Signal Therapie (PST) bewirkt positive Effekte im Bindegewebe, Knochen und Knorpel. Die Knorpelzellen können vermehrt wachsen, vorausgesetzt, dass noch Knorpel auf dem Knochen vorhanden ist. Die Wirksamkeit konnte in Studien nachgewiesen werden.

Homöopathische Mittel

Wir empfehlen die Einnahme von homöopathischen Mitteln bei Gelenkverschleiß. Neben den klassischen Mitteln nach Hahnemann sind Komplexmittel und antihomotoxische Mittel im Einsatz. In fortgeschrittenen Stadien der Arthrose ist eine Kombination mit anderen Therapieformen sinnvoll.

Lokale Schmerzlinderung

Gelenksalben und Gels, mit Wacholder, Arnika oder ätherischen Ölen der Kiefernnadeln und Pfefferminze sind schmerzlindernd bei Arthrose. Durch den Einreibeeffekt werden Nervenrezeptoren stimuliert. Als vielfach erprobte Hausmittel gelten Anwendungen mit Heublumensäckchen sowie Quarkwickel, die direkt auf das betroffene Gelenk gelegt werden.

OPERATIVE VERFAHREN

Knorpelzellen anzüchten

Das Einbringen neuer Knorpelschichten in ein degenerativ verändertes Gelenk wird zurzeit intensiv erforscht und mit wachsendem Erfolg angewandt. Zum einem besteht die Möglichkeit, Knorpelzellen des Patienten operativ zu gewinnen und außerhalb des Körpers in Zellkulturen zu vermehren. Anschließend wird der angezüchtete Knorpel in das Gelenk des Patienten zurückverpflanzt. Zum anderen können durch biochemische Verfahren Muskelzellen, Knochenmarkzellen und Fettzellen in Knorpelzellen umgewandelt werden, die dann in das Patientengelenk verpflanzt werden. Auch aus Stammzellen von erwachsenen Menschen kann ein neuer funktionsfähiger Knorpel gebildet werden.

Entscheidende Abhilfe bei Arthrose ist eine Umstellung der Ernährungsgewohnheiten, um die Übersäuerung des Körpers zu vermeiden.

FIBROMYALGIE

Die rätselhafte Krankheit ist geprägt von Muskelschmerzen, Müdigkeit und Erschöpfung bei Patienten, die zumeist eine lange Leidensgeschichte hinter sich haben. Vieles kann man noch nicht erklären, weder der Grund der Entstehung noch die Auslösefaktoren sind bekannt. Die Symptome der

Fibromyalgie sind sehr vielschichtig und es gibt zahlreiche Überlappungen mit anderen Erkrankungen.
85 bis 95 Prozent der Kranken sind Frauen und es drängt sich ein Zusammenhang mit dem weiblichen Hormonsystem geradezu auf und wird wissenschaftlich diskutiert. Die Osteopathie kann in akuten Schmerzphasen Abhilfe schaffen und Durchblutung, Lymphfluss und Nervenfunktion verbessern. Empfehlenswert ist auf jeden Fall, einen Spezialisten aufzusuchen.

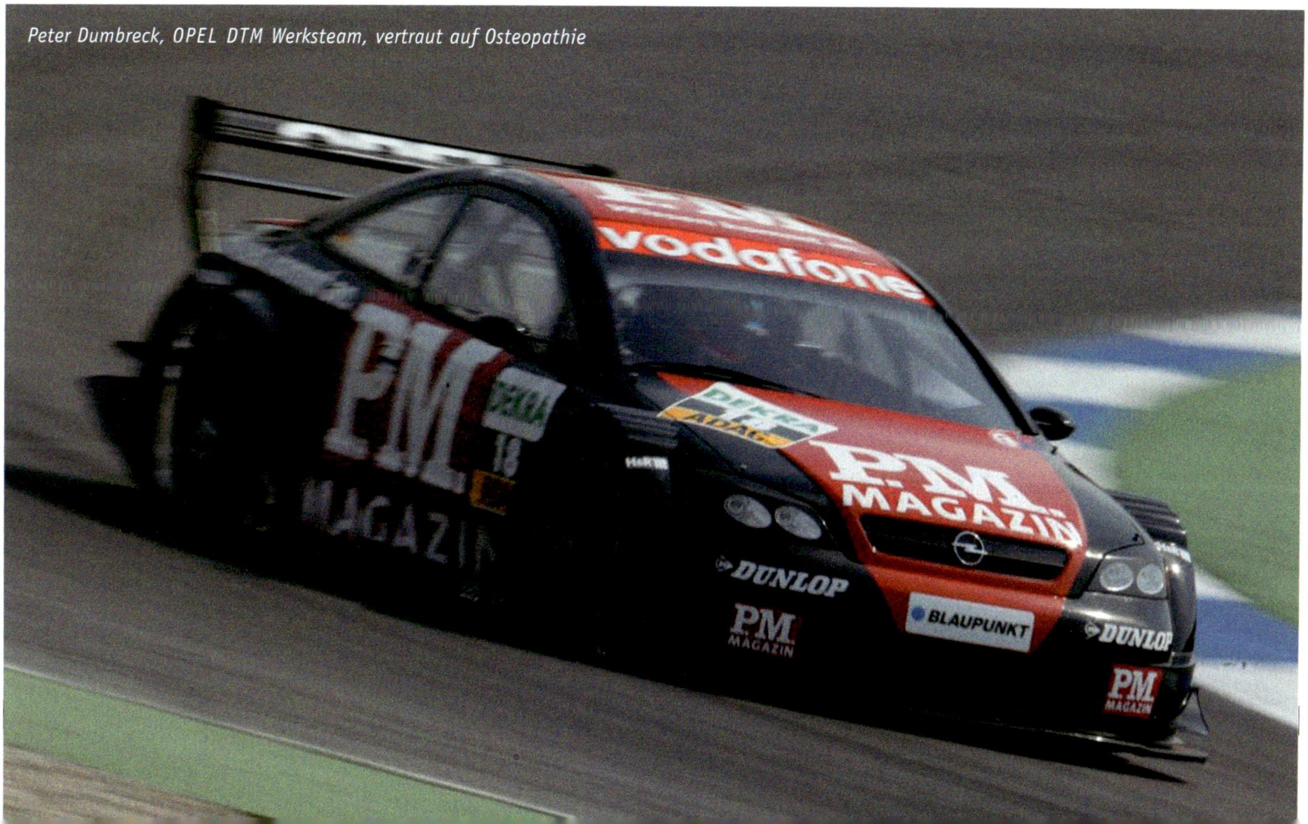

Peter Dumbreck, OPEL DTM Werksteam, vertraut auf Osteopathie

Foto Juergen Tap

Foto Thorsten Indra

- - 3

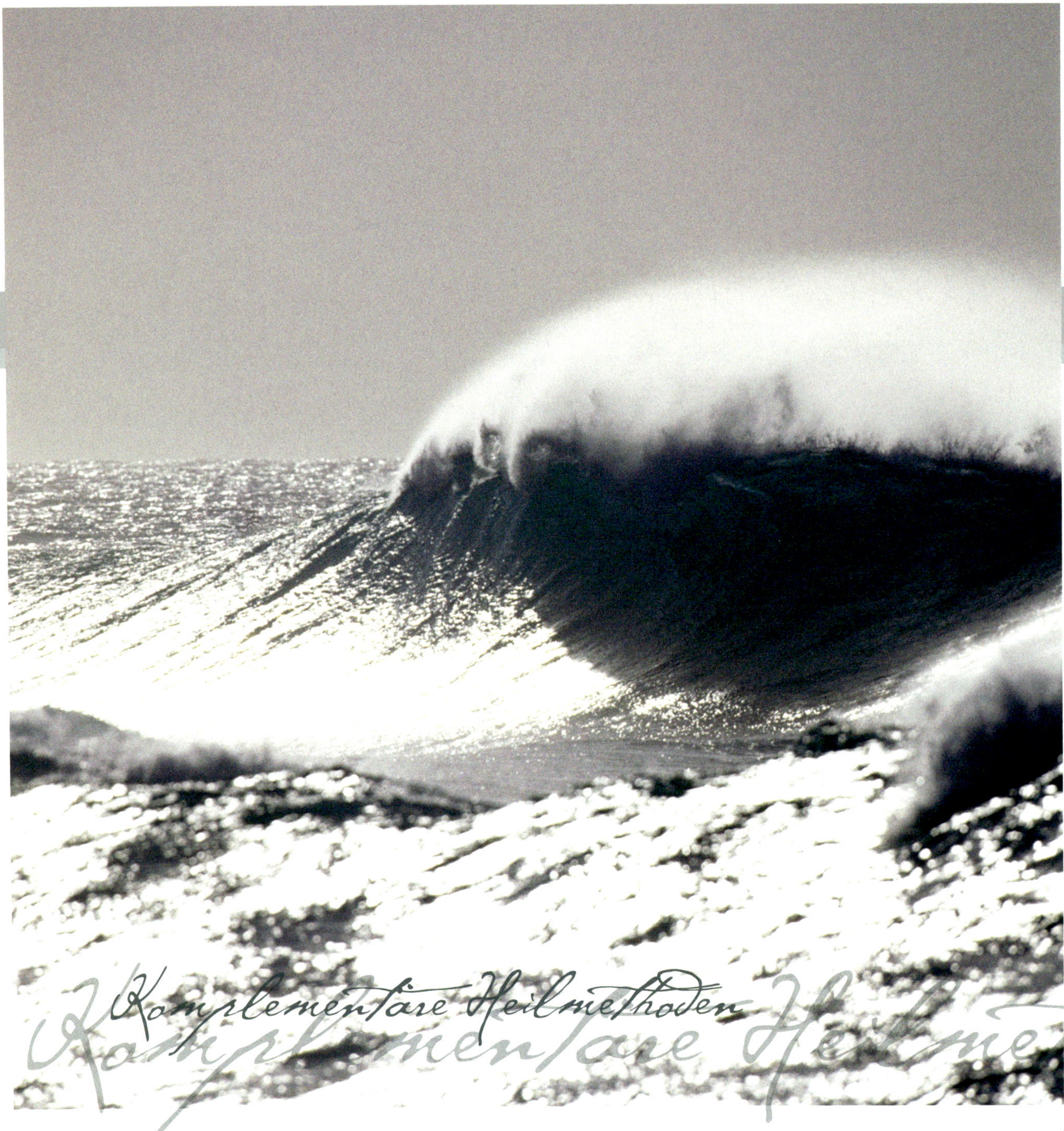

Komplementäre Heilmethoden

Komplementäre Heilmetho

- - KAPITEL 3

KOMPLEMENTÄRE HEILMETHODEN

DIE AKUPUNKTUR

DIE AKUPRESSUR

DIE HOMÖOPATHIE

DIE SCHÜẞLER SALZE

- - 3 KOMPLEMENTÄRE HEILMETHODEN

Die Osteopathie ist eine sanfte Medizin und für viele Heilungsprozesse sind die Akupunktur, die Akupressur und die Homöopathie eine sinnvolle und ergänzende therapeutische Maßnahme, um den Selbstheilungsprozess zu beschleunigen. Basierend auf dem Wissen von hunderten Generationen von Ärzten und Therapeuten hat die Traditionelle Chinesische Medizin (TCM) die Akupunktur und Akupressur erfolgreich angewandt und in den Westen gebracht. Die Homöopathie hingegen ist deutschen Ursprungs und erfreut sich weltweit zunehmender Beliebtheit.

DIE AKUPUNKTUR

Die Akupunktur ist Teil der TCM, der Traditionellen Chinesischen Medizin. Deren Wurzeln reichen bis in die Steinzeit zurück. Die Ur-Philosophie der TCM ist der Taoismus, der vom chinesischen Philosophen Laotse begründet wurde. Sie ist fast 8000 Jahre alt. Das Tao wird als Gesetz der Natur oder Ordnung der Natur bezeichnet, als ewig wechselnder Zyklus der Jahreszeiten, als Kunst, Methode, Kraft und als „der Weg". Das Tao lässt die beiden Pole „Ying" und „Yang" entstehen. Ying ist in der TCM die Vitalessenz menschlichen Lebens, jedoch nur zusammen mit Yang existent. Eine Zustandsform ist ohne Existenz der anderen nicht denkbar und alles Leben hat sowohl Ying- wie auch Yang-Anteile in sich.

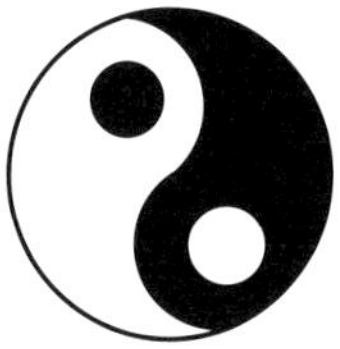

*„Das Tao ist der Weg der Natur.
Die Menschheit unterliegt den Gesetzen der Erde, die Erde den Gesetzen des Universums, das Universum folgt wiederum dem Weg des Tao und der Weg des Tao folgt der Natur.*

„Innerer Klassiker des Gelben Kaisers", Grundlagenwerk der TCM

Für die Taoisten hängt Gesundheit wesentlich von Harmonie und Gleichgewicht ab. Der Körper wird als Ganzheit betrachtet und Stress oder Verletzungen an einer Stelle schwächen das Ganze. Die Taoisten glauben seit tausenden von Jahren, dass der Körper über die notwendigen Mechanismen der Selbststeuerung verfügt, um wieder in Balance zu kommen. Die altchinesischen Ärzte wurden nur für Gesundheit entlohnt. Bei Erkrankung wurde die Bezahlung eingestellt. Niemand bestreitet im 21.Jahrhundert die großen Erfolge westlicher Medizin, etwa im Bereich der Chirurgie, aber das komplizierte Zusammenspiel mit den Naturkräften, mit sozialen Komponenten und der Ganzheit des Menschen als Körper-Seele-Geist-Einheit bleiben vielfach auf der Strecke. Die Wirkung der TCM ist bei vielen Erkrankungen und Beschwerden verblüffend erfolgreich. Wie sonst könnte ein Medizinsystem über Jahrtausende überlebt haben, wenn nicht mit Erfolgen?

Im Grundlagenwerk der TCM, „Innerer Klassiker des Gelben Kaisers", der um 2600 v.Chr. gelebt hat, wird das Meridiansystem erklärt. Es ist Dreh- und Angelpunkt der TCM. Meridiane sind Bahnen oder Leitlinien im Körper, durch die die Lebensenergie, das sogenannte Chi (oder Qi) fließt und in die einzelnen Körperregionen transportiert wird. Chi ist stofflich nicht fassbar und nach Ansicht der TCM ist alles im Kosmos von Chi durchflutet, Materie genauso wie feinstoffliche Energieformen. Auf dieser Straße der Meridiane im menschlichen Körper liegen die Akupunkturpunkte, über die man Zugang zum Energiefluss hat und die Energieverteilung

Foto Constanze Wild

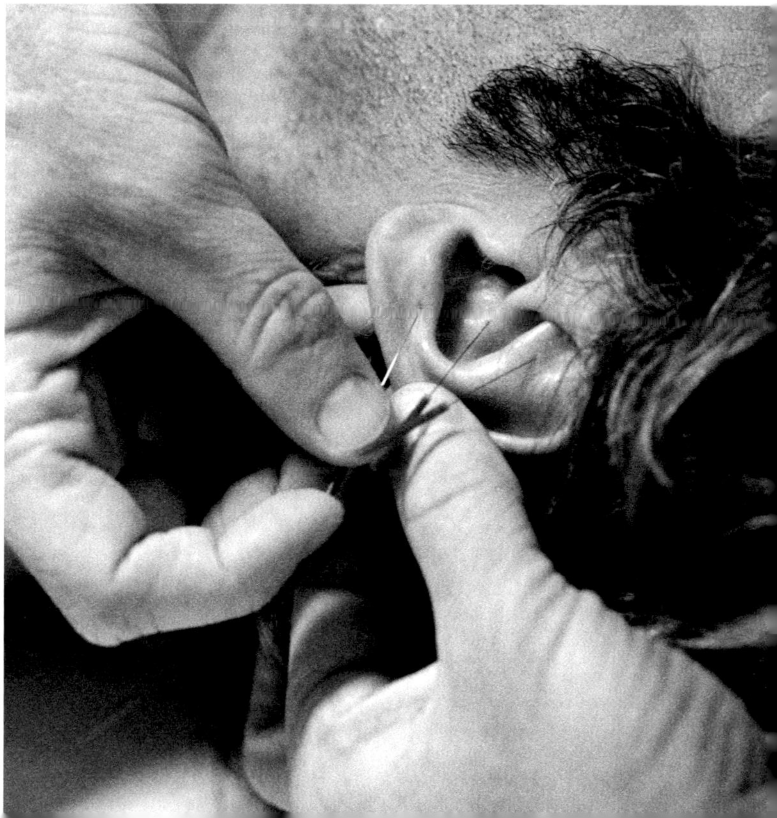

beeinflussen kann. Es gibt 26 Hauptmeridiane: jeweils 12 paarige Meridiane, die sich auf der rechten und linken Körperhälfte befinden und zwei Merdiane, die in der Mitte des Körpers verlaufen, einer am Bauch und einer am Rücken.

Betrachtet man die Meridiane wird verständlich, dass auch fern vom Ort des Schmerzgeschehens gelegene Akupunkturpunkte in der Behandlung eine Rolle spielen können.

Dazu kommen Meridiane, die horizontal verlaufen und von erfahrenen TCM-Medizinern behandelt werden. Denn häufig muss der Akupunkteur energetisch den gesamten Meridian als Funktionskreis stabilisieren, um wirkungsvoll eine Krankheit zu bekämpfen. Ausgebildete Akupunktur-Ärzte, Therapeuten oder TCM-Ärzte verwenden sehr feine Nadel zur Akupunktur, der Schmerz ist viel schwächer, als beim Einstechen einer Spritze. Unter den Akupunkturpunkten befinden sich viele Nervenzellenendigungen und verschiedene Blutgefäße. Die Stimulation der Akupunkturpunkte kann auf verschiedenen Körperebenen Schmerzreize hemmen. Unter Einwirkung der Akupunktur können sogar Operationen schmerzfrei durchgeführt werden.

Akupunktur kann erfolgreich eingesetzt werden bei:

Anästhesie
Beruhigung zur Narkosevorbereitung
Einsparung von Narkosemitteln
Reduzierung des postoperativen Erbrechens
Schmerz nach Operationen

Augenerkrankungen
Allergien
Entzündungen an Augenlid, Bindehaut, Netzhaut, Regenbogenhaut
Fehlsichtigkeiten, Sehschwächen
Grüner Star
Trockenes Auge

Bronchial- und Lungenerkrankungen
Allergien
Asthma
Erkrankungen des Bronchialsystems
Lungenentzündung (besonders deren Folgen)
Pseudokrupp

Gynäkologische Erkrankungen
Brüste, Eierstock, Eileiter, Gebärmutter
Schwangerschaftsbeschwerden (Essstörungen, Schmerzen, Übelkeit, Erbrechen)
Nikotinentwöhnung in der Schwangerschaft
Geburtsvorbereitung, Geburtseinleitung, Geburtserleichterung
Schmerzen durch Hämorrhoiden
Dammschnitt, Kaiserschnitt
Fruchtbarkeit und Libido
Menstruation (Regulation, Schmerzen)
Wechseljahre und Menopause

Akupunktur kann erfolgreich eingesetzt werden bei:

Hauterkrankungen
Akne
Allergien
Ekzeme
Geschwüre
Herpes
Neurodermitis
Schuppenflechte

Herz-Kreislauf-Erkrankungen
Blutdruckstörungen
Durchblutungsstörungen
Funktionelle Herzerkrankungen
Herzrhythmusstörungen

HNO-Erkrankungen
Allergien, z.B. Heuschnupfen
Abwehrschwächen und chronische Entzündungen (Mandeln, Mittelohr, Nasennebenhöhlen)
Erkältungen
Geruchs- und Geschmacksstörungen
Gesichtsnervenlähmung
Hörsturz / Tinnitus
Luftröhrenerkrankungen
Morbus Meniere
Mund und Rachentrockenheit
Reisekrankheit
Schwerhörigkeit
Schwindel
Speicheldrüsenerkrankungen
Sprachentwicklungsstörungen
Stimm- und Sprachstörungen

Kinderkrankheiten
Allergien
Asthma
Ekzeme
Epilepsie
Entwicklungsstörungen
Bettnässen, Legasthenie, Stottern
Hyperaktivität
Konzentrationsstörungen
Infektanfälligkeit
Schnupfen, Husten, Mandeln
Nasennebenhöhlen, Ohren, Blase
Schlafstörungen

Magen-Darm-Erkrankungen
Aufstoßen, Schluckauf, Sodbrennen
Durchfall
Erbrechen, Übelkeit
Gallenblasen- und Gallenwegsentzündungen
Lebererkrankungen
Magen- und Zwölffingerdarmgeschwüre
Verstopfung

Neurologische Erkrankungen
Empfindungsstörungen
Folgen der Kinderlähmung
Kopfschmerzen, Migräne
Krampfleiden, Epilepsie
Lähmungen nach Schlaganfall
Neuralgien
Phantomschmerz
Schmerzen nach Gürtelrose
Vegetative Funktionsstörungen

Orthopädische Erkrankungen
Entzündungen und Schmerzen an Gelenken (akut und chronisch), an Muskeln (Verspannungen), an Sehnen und Bändern
Fibromyalgie
Karpaltunnelsyndrom
Rheuma
Überbein
Wirbelsäule: Schiefhals
Bandscheiben

Akupunktur kann erfolgreich eingesetzt werden bei:

Psychische Erkrankungen
Depressive Verstimmungen
Erschöpfungszustände
Essstörungen: Magersucht, Bulimie, Übergewicht
Psychovegetative und psychosomatische Erkrankungen
Schlafstörungen
Suchtbehandlung: Alkohol, Drogen, Nikotin, Tabletten
Unruhezustände

Urologische Erkrankungen
Bettnässen
Entzündungen an Blase, Nieren, Nierenbecken,Prostata
Harninkontinenz
Impotenz
Reizblase
Schmerzen durch Nieren und Harnleitersteine

Zahn-, Mund- und Kiefererkrankungen
Amalgamsanierung
Empfindliche Zähne
Geschmacksstörungen
Herpes
Zähneknirschen
Parodontose, Zahnfleischentzündungen
Protheseunverträglichkeit
Würgereiz bei Zahnbehandlung
Zahnschmerz

DIE AKUPRESSUR BEI KINDERN

In der chinesischen Philosophie ist das Leben nur ein Spiegelbild der Natur: sowohl das Leben, wie auch die Natur ist einem steten Wandel unterzogen. Die einzigen konstanten Dinge sind gerade Veränderung und Wandel. Die Kindheit des Menschen mit ihrer andauernden Wandlung zeigt dieses chinesische Naturgesetz am besten.
Bewegung ist zur Ausbildung aller Körperfunktionen des Kindes unbedingt erforderlich, da sind sich osteopathische Medizin, chinesische Medizin und die westliche Schulmedizin einig. Kinder bewegen sich viel zu wenig im 21. Jahrhundert, es fehlt ihn an koordinativen Fähigkeiten, fehlender Muskelkraft und Muskelkoordination. Durch das tägliche stundenlange Sitzen vor dem Computer, Videogame-Spielen oder Fernseher, statt stundenlangem Herumtollen im Freien, verkümmern die Fähigkeiten im kindlichen Körper. Es ist ein absolutes Muss, dass Spiele, Sport und Bewegung im Freien zum täglichen Leben des Kindes gehört. Kinder lernen

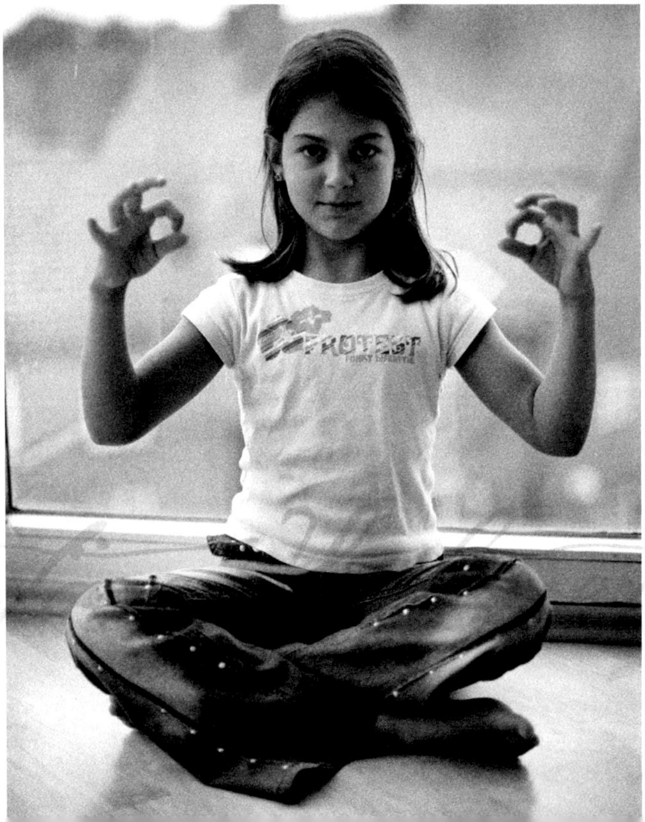

Fotos Constanze Wild

durch Nachahmung, das hat eine wichtige Bedeutung. Die Verhaltensmuster des Erwachsenen werden nachgeahmt und nachempfunden. Die Akupressur ist eine hervorragende Methode, dem Kind spielerisch eine Verantwortung für den Körper und für die Gesundheit zu lehren. Was ist die Akupressur? Die Akupressur ist nach Einschätzung von Historikern 8000 bis 12.000 Jahre alt und wurde im alten China bereits praktiziert, bevor die Grundlagen der TCM verfasst wurden. Akupressur ist die Heilmassage von Körperpunkten entlang der Meridiane mit den Händen. Man benötigt keine besondere medizinische Ausbildung, um die Punkte wirkungsvoll zu therapieren. Das Behandlungssystem der Akupressur ermöglicht Eltern, ihren Kindern unmittelbar und schnell Hilfestellung zu geben. Kinder können in sehr jungen Jahren diese Selbstbehandlung lernen, sie entdecken dabei spielerisch Körperfunktionen und Körperregionen.

Die Akupressur kann für Ihre Kinder Wertvolles leisten: Schmerzen, Beschwerden, Funktionsstörungen und Krankheiten beseitigen oder zumindest lindern Sie macht den Körper widerstandsfähiger gegen Krankheiten Sie steigert die Leistungsfähigkeit des Kindes Konzentration, Schlaf und Verdauung verbessern sich. Das Kind entdeckt Körperregionen mit neuer Aufmerksamkeit Bei hartnäckigen Erkrankungen muss eine intensivere Stimulation durch Akupunkturnadeln oder Laser erfolgen, die Ihr TCM-Arzt oder Akupunkteur durchführen sollte.

DIE HOMÖOPATHIE

Geschichte

Als Geburtsjahr der Homöopathie gilt das Jahr 1796, als der deutsche Arzt Samuel Hahnemann in einem Selbstversuch das Medikament Chinarinde einnahm. Chinarinde wurde zu der Zeit als Medikament gegen Malaria verwendet. Hahnemann war zwar vor dem Selbstversuch nicht an Malaria erkrankt, es entwickelten sich aber bei ihm ähnliche Symptome, wie ein Malariakranker aufweist. Diese Beobachtung verallgemeinerte Hahnemann zu dem Hauptsatz der Homöopathie:

> *„Wähle, um sanft, schnell, gewiss und dauerhaft zu heilen, in jedem Krankheitsfalle eine Arznei, welche ein ähnliches Leiden für sich erregen kann, als sie heilen soll!"*
>
> *Samuel Hahnemann*

Als zweites Prinzip forderte Hahnemann, die Wirkung der Arznei am Gesunden zu prüfen, um zu erfahren, welche Krankheits-Erzeugungskraft und zugleich welche Krankheits-Heilungskraft jede Arznei besitzt. Diese Arznei nennt man deshalb auch das „Simile" und spricht vom Simileprinzip.

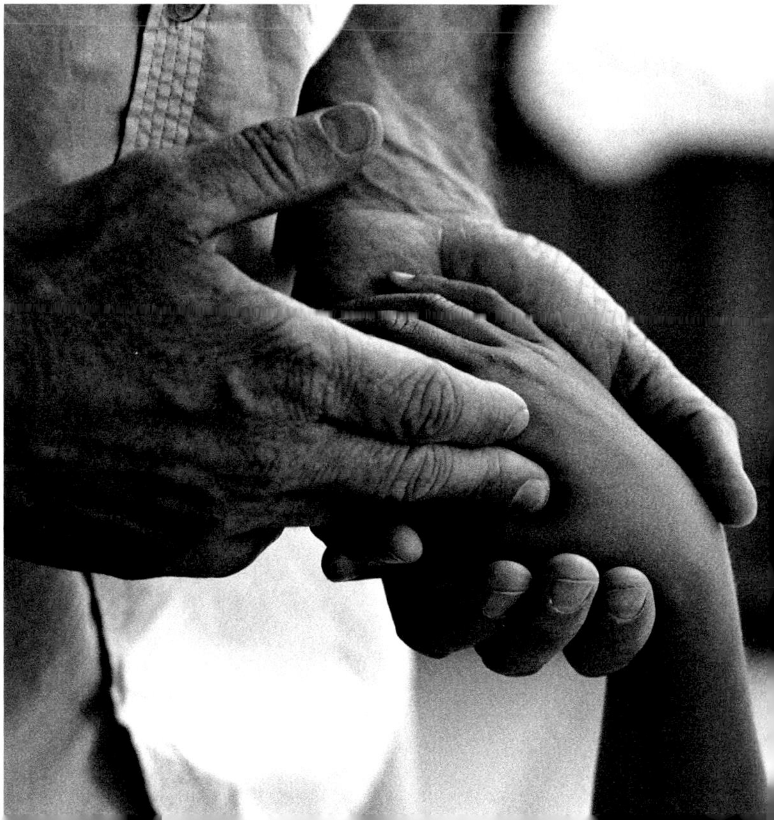

Die Behandlung

Der Homöopath wird den Patienten sehr gründlich untersuchen, zumeist in einer zweistündigen Untersuchung. Dr. Gerhard Köhler, der seit 1962 als homöopathischer Arzt in Freiburg tätig ist, beschreibt die Erforschung des individuellen Krankheitsbilds sehr präzise und interessant: „Nehmen Sie den Spontanbericht des Patienten nach Wort und Inhalt vorurteilslos und aufmerksam an. Beobachten Sie den Patienten – und fixieren Sie ihn nicht wie ein Staatsanwalt. Eine huschende Röte, eine leichte Geste, ein Schweigen dazwi-schen – wie vieles kann das sagen! Oder ein Springbrunnen von Redseligkeit – wie viel kann er verschweigen

...Hören Sie sich die Verstellungen an, spielen Sie nie den Missionar, der die Wahrheit gepachtet hat. Schauen Sie gleichzeitig auf Augen und Mund. Kein Mensch kann zur gleichen Zeit Auge und Mund gemeinsam beherrschen. Das Unbewusste überspielt das Bewusstsein."

Dr. Gerhard Köhler

Herstellung der Medikamente durch Potenzierung

Die Herstellung homöopathischer Arzneimittel ist im Homöopathischen Arzneibuch geregelt. Man stellt zuerst die gewünschte Substanz, z.B. Allium cepa, die Küchenzwiebel, als reinen Saft her. Diese Substanz bezeichnet man als Urtinktur und kennzeichnet sie durch das Zeichen 0 (Null). Man nimmt nun z.B. einen Milliliter und gibt es in ein Gefäß, dazu 9 Milliliter Lösungsmittel, entweder Wasser oder eine Wasser-Alkohol-Mischung. Ein entscheidender Schritt in der Medikamentenherstellung ist das Schütteln. In der ersten Stufe wird somit eine zehnfache Verdünnung erreicht, die als D1 bezeichnet wird. Wenn man nun von D1 wieder ein Milliliter nimmt, darauf 9 Milliliter Lösungsmittel gibt und schüttelt, dann erhält man so D2. Man kann auch einen Teil der Urtinktur mit 99 Teilen des Lösungsmittels schütteln, was bereits in der ersten Stufe eine Verdünnung von 1:100 ergibt. Diese Potenzen werden mit C bezeichnet. M ist die Abkürzung für eine C1000. LM oder Q ist eine Verdünnung in Schritten von 1:50 000.

Anwendungen

Homöopathische Mittel sind als Tropfen, Tabletten, Pulver und als Globuli (Kügelchen) erhältlich. Tropfen besitzen einen hohen Alkoholgehalt und sind bei Kleinkindern und Alkoholkranken zu vermeiden. Tabletten und Pulver verwenden als Grundsubstanz Milchzucker, sie dürfen bei Laktoseintoleranz nicht verwendet werden. Globuli oder Kügelchen sind Zuckerperlen, auf die das homöopathische Mittel aufgetragen wird. Der Zuckergehalt ist sehr gering und auch Diabetiker können in Absprache mit ihrem homöopathischen Arzt oder Heilpraktiker solche Globuli einnehmen. Um die bestmögliche Wirkung zu erzielen ist es empfehlenswert, das Mittel eine Minute im Mund zergehen zu lassen oder im Mund zu behalten. Die Mundschleimhaut sollte frei von fremdem Geschmack sein. Werden zwei Mittel im Wechsel eingenommen, sollte man einen Abstand von 15-30 Minuten dazwischen lassen.

Beobachten Sie nach jeder Gabe, ob eine Veränderung im Krankheitszustand eintritt. Sobald eine Verbesserung zu verzeichnen ist, verdoppeln Sie die Zeiträume zwischen den Gaben.

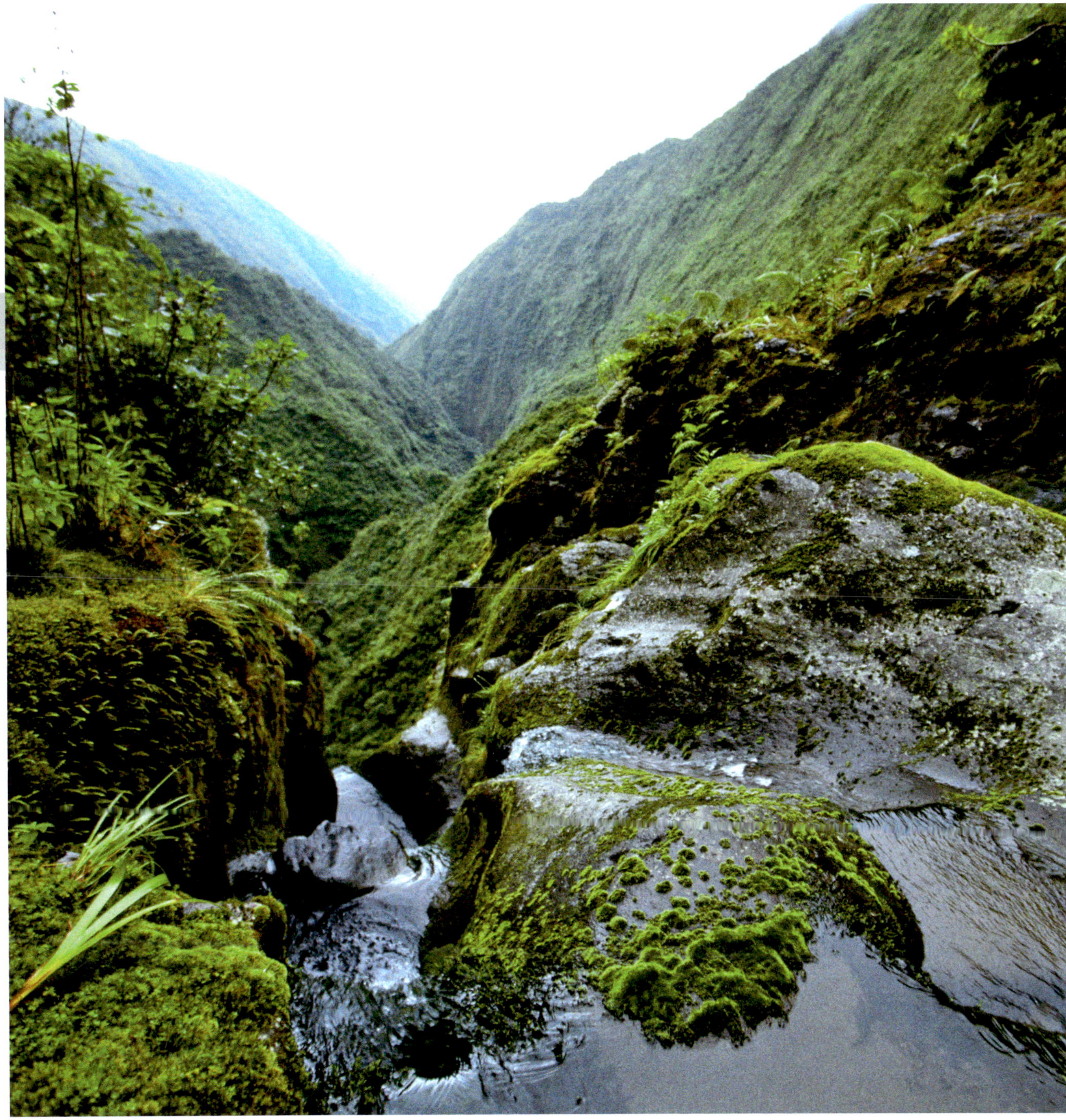

Foto Thorsten Indra

DIE SCHÜßLER SALZE

Der Homöopath Dr. Wilhelm Schüßler hat die Mineralsalze als Heilmittel entdeckt, die sehr viel mehr bewirken können als die Mineralstoffe in unserer Nahrung: sie können Fehlfunktionen des Organismus normalisieren, bestimmte Körperfunktionen anregen oder regulieren. In der Biochemie, dem von ihm entwickelten Naturheilverfahren, wollte Dr. Schüßler mit einem möglichst kleinen Repertoire an Mineralsalzen auskommen. Er definierte die zwölf Schüßler Salze, die er als Funktionsmittel bezeichnete.

Foto Fritz Borchert

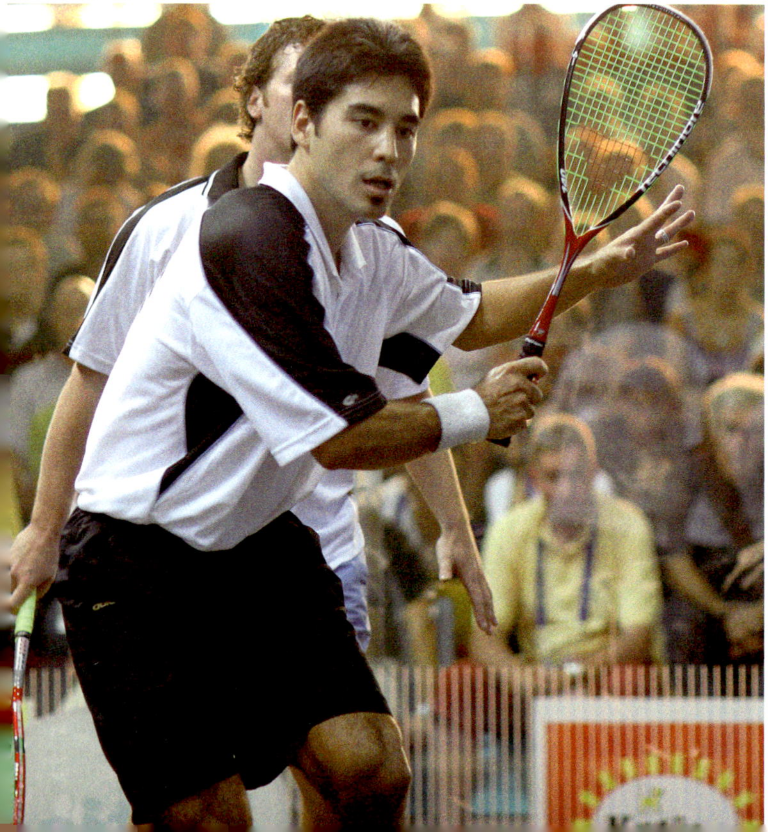

Nr.1 Calcium fluoratum

Das Salz des Bindegewebes, der Gelenke und der Haut

Es verleiht dem Bindegewebe Festigkeit und kommt im Körper im Zahnschmelz, den Knochen und den Zellen der obersten Hautschicht vor, wie im elastischen Gewebe der Sehnen und Bänder.

Nr.2 Calcium phosphoricum

Es wird als das Knochensalz der Biochemie bezeichnet.

Dieses Salz kommt im menschlichen Körper am häufigsten und in der größten Menge vor, es bildet die harte Knochenmasse und ist in allen Zellen anzufinden,

Nr.3 Ferrum phosphoricum

Das Salz des Immunsystems

Eisen befindet sich in allen Zellen des menschlichen Körpers und ist unentbehrlich als Bestandteil des roten Blutfarbstoffs.

Nr.4 Kalium chloratum

Das Salz der Schleimhaute

Für die Funktion von Nerven und Muskeln ist Kalium unentbehrlich. Es kommt in jeder Zelle, insbesondere in den roten Blutkörperchen vor.

Nr.5 Kalium phosphoricum

Das Salz der Nerven und Psyche

Es gilt als der Nährstoff für die Nerven. Es ist das bedeutendste anorganische Salz der Zellen und ist besonders für die Blutflüssigkeit, die Gehirn-, Nerven- und Muskelzellen wichtig.

Nr.6 Kalium sulfuricum

Das Salz der Entgiftung

Es kommt in der Haut und in den Schleimhäuten vor.

Nr.7 Magnesium phosphoricum

Das Salz der Muskeln und Nerven

Magnesium befindet sich im Skelett, im Muskelsystem, in den Nerven, im Gehirn und im Rückenmark, in den roten Blutkörperchen, in der Leber, sowie in der Schilddrüse.

Nr.8 Natrium chloratum

Das Salz des Flüssigkeitshaushaltes

Natrium reguliert den Wasserhaushalt im Körper. Es ist für den Organismus lebenswichtig. Etwa die Hälfte des Natriums im menschlichen Körper befindet sich in der Flüssigkeit ausserhalb der Zellen. Darüber hinaus kommt es in den Knochen, dem Knorpelgewebe, im Magen und in den Nieren vor.

Nr. 9 Natrium phosphoricum

Das Salz des Stoffwechsels

Natrium phosphoricum dient der Aufrechterhaltung des Säure-Basen-Gleichgewichts im Körper und regt den Stoffwechsel an. Es ist im menschlichen Körper weit verbreitet und kommt in den Gehirnzellen, Nerven, Muskeln, roten Blutkörperchen und im Bindegewebe vor.

Nr.10 Natrium sulfuricum

Das Salz der Ausscheidung

Es wird auch als das biochemische Ausleitungsmittel bezeichnet. Es wirkt auf die Ausscheidungsorgane Leber, Galle und Nier und hilft dem Körper, überschüssiges Wasser auszuscheiden. Es ist vorwiegend in der Gewebeflüssigkeit vorhanden.

Nr.11 Silicea (Kieselsäure)

Das Salz der Haare, der Haut und des Bindegewebes

Es wird auch als Kosmetikum der Biochemie bezeichnet. Es steigert die Festigkeit des Bindegewebes und ist wichtig für den Aufbau der Haut, der Haare, sowie der Fuß- und Fingernägel. Es ist im Körper als Bestandteil des Bindegewebes unentbehrlich.

Nr.12 Calcium sulfuricum

Das Salz der Gelenke

Die Stärkung der Gelenke und die Bildung von Binde- und Stützgewebe wird von Calcium sulfuricum beeinflusst. Es kommt im Körper unter anderem in der Leber und Galle, sowie in der Knorpelmasse vor.

Nach Schüßler entdeckte man noch zwölf weitere Salze, die eine wichtige Rolle im Mineralstoffhaushalt der Zellen spielen. Diese Salze verfeinern und ergänzen die Behandlung und werden „Ergänzungsmittel" genannt und mit den Nummern 13–24 bezeichnet. Des weiteren ist auch die äußere Anwendung der Mineralsalze üblich geworden. Die Haut schützt die inneren Gewebe, reguliert die Verdunstung, dient als Wärmeregulator und ist nicht zuletzt ein wichtiges Sinnesorgan. Auch unsere Stimmungslage und innere Befindlichkeit gehen an der Haut nicht vorbei. Es gibt 11 biochemische Salben der Mineralsalztherapie.

Foto Thomas Urner

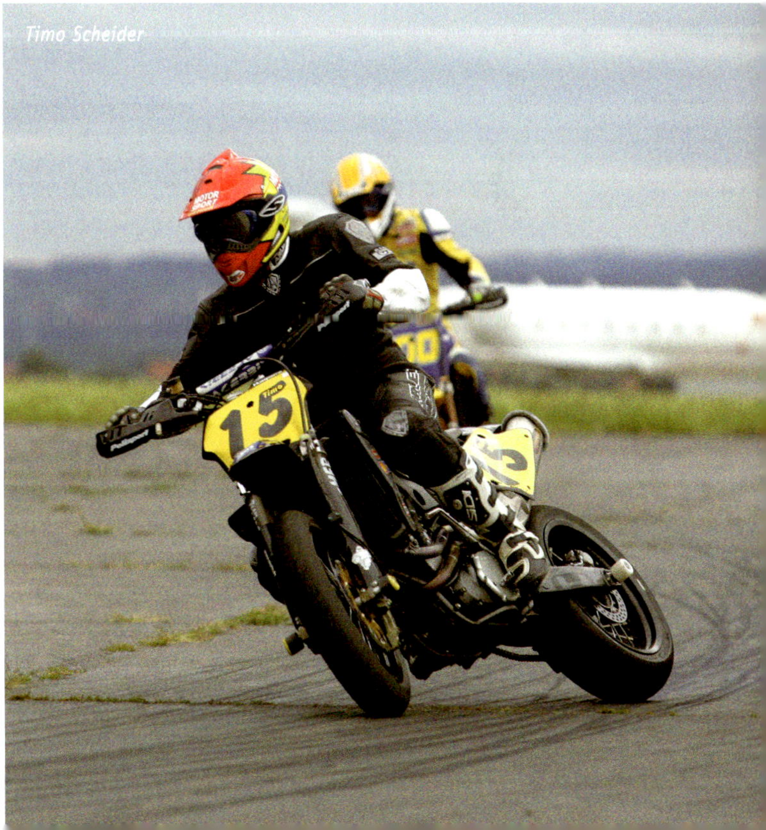

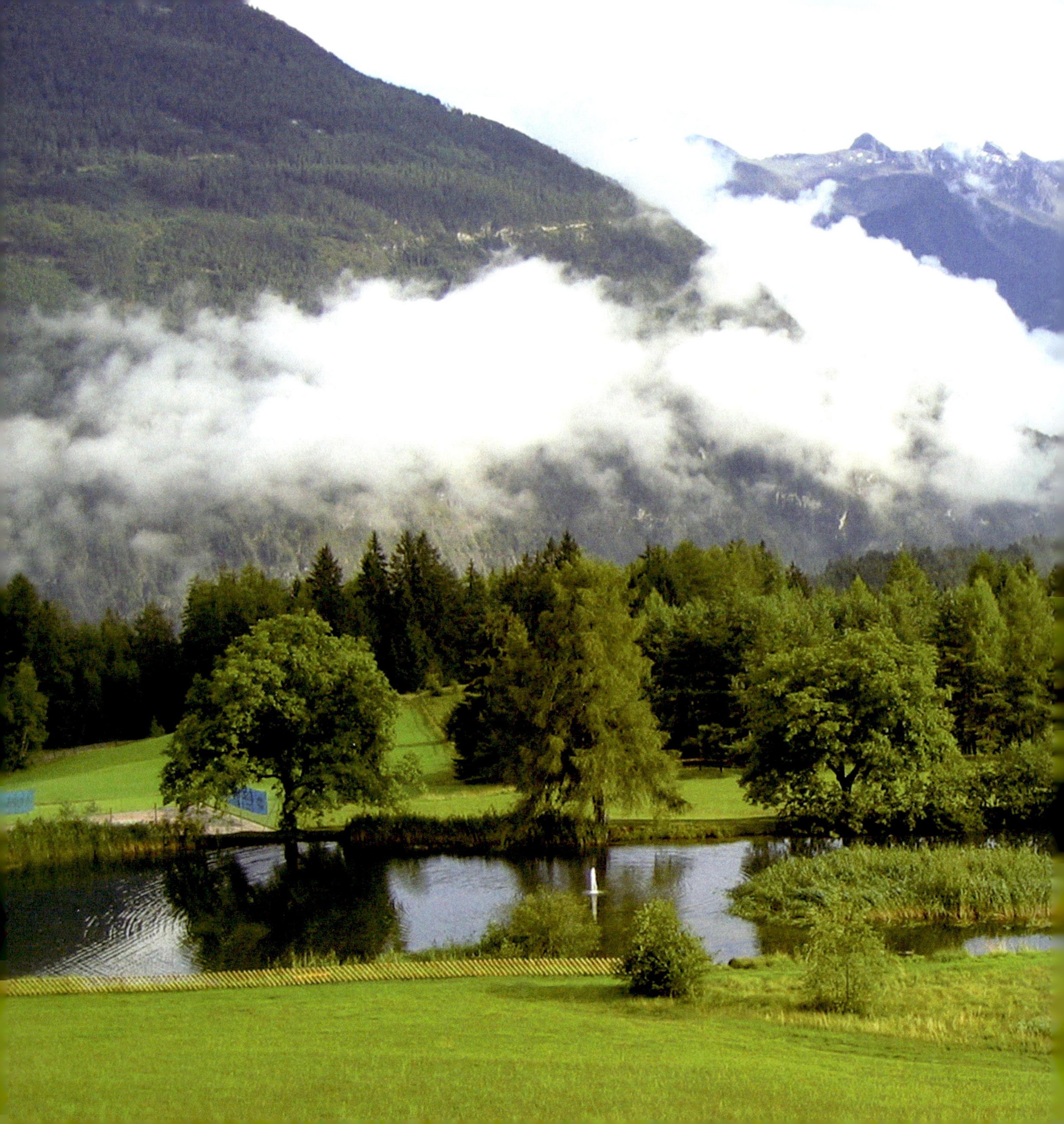

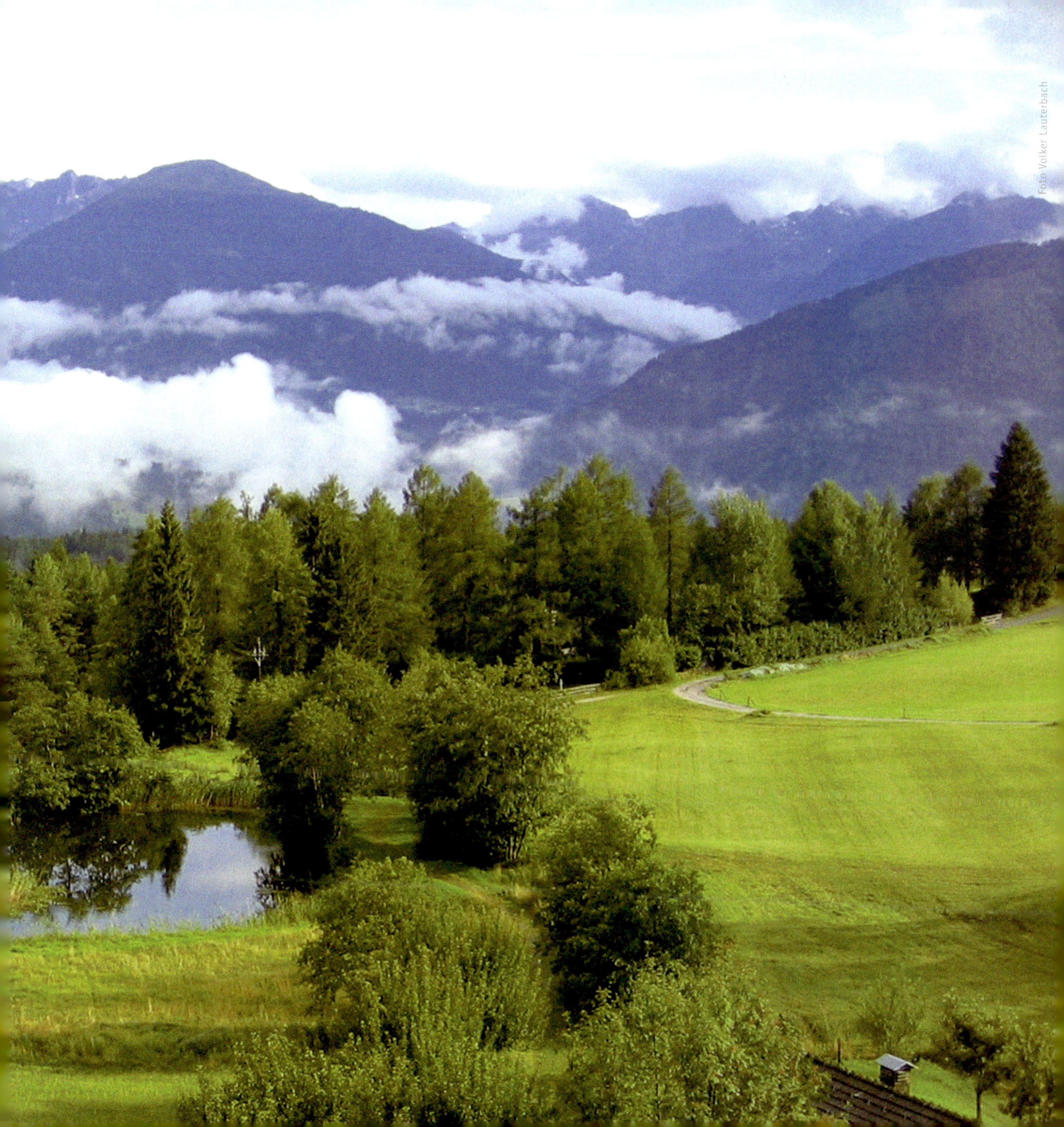
Foto Volker Lauterbach

Foto Constanze Wild

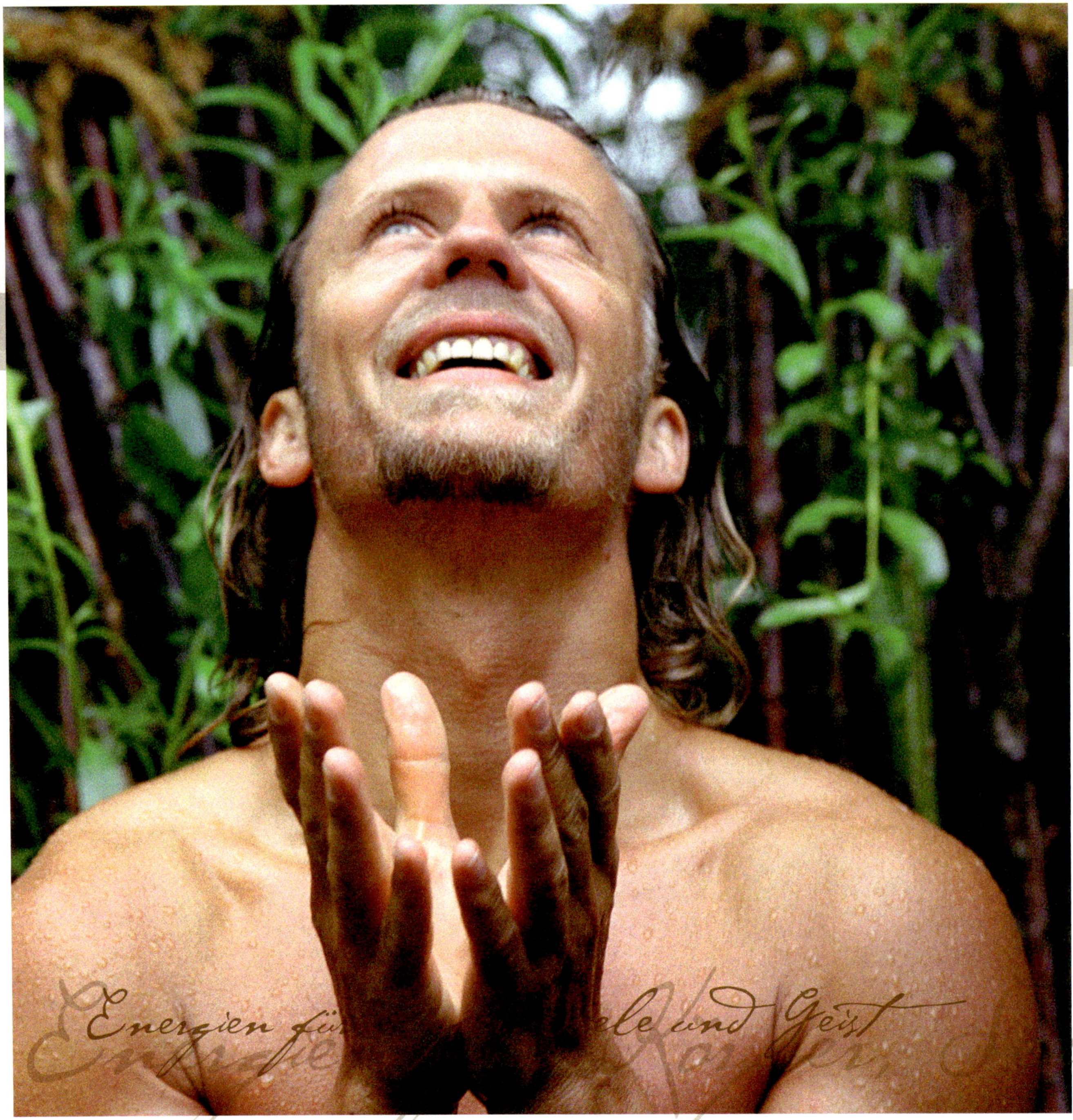

- - KAPITEL 4

ENERGIEN FÜR KÖRPER, SEELE UND GEIST

POSITIVE ENERGIEN

DIE KRAFT DES GLAUBENS

DIE ENERGIEN DER LIEBE

DIE KRAFT DES LÄCHELN

DER GESUNDE SCHLAF

DAS RICHTIGE ATMEN

DIE KRAFTORTE

ENERGIE DURCH DÜFTE UND AROMEN

ENERGIE DURCH FARBEN

DIE ENERGIEN DER KINDER

DIE BEWUSSTE ENERGIE DER NATUR

NEGATIVE ENERGIEN

DAS BURNOUT-SYNDROM

BEWEGUNGSMANGEL

STRESS

ANGST

ÄRGER

CHAOS IM ALLTAG

FALSCHE ERNÄHRUNG & GENUSSGIFTE

ELEKTROSMOG & ELEKTROMAGNETISCHE FELDER

DIE BEHARRENDEN KRÄFTE

- - 4 ENERGIEN FÜR KÖRPER, SEELE UND GEIST

Ihre Gesundheit, Ihr körperliches Wohlbefinden, Ihre Gegenwart, Ihre Zukunft, jeder Moment Ihres Lebens steht in Beziehung zu den Energien, die Sie denken, fühlen und verbreiten. Negative Energien sind die Erstursachen für Barrieren im Körper, die zu Krankheit führen. Positive Energien bringen Sie wieder in Ihr Gleichgewicht und lassen Sie leistungsfähiger werden, um die Herausforderungen des Alltags zu bewältigen.

Energien für Körper, Seele

Jeder Mensch geht im Laufe seines Lebens durch Höhen und Tiefen und muss sich privaten wie beruflichen Herausforderungen stellen. Es gibt Tage, da fühlt man sich leer und kraftlos und dann gibt es wiederum Tage, die voller Lebensfreude und Glück sind. Will man sportliche Höchstleistungen erreichen oder bei wichtigen Geschäftsentscheidungen die richtige Wahl treffen, so muss das Zusammenspiel von Körper, Geist und Seele auf hohem Energieniveau sein. Sie können Ihr Energieniveau steigern und all Ihre Ziele und Wünsche erreichen, wenn Sie einige Ihrer Überzeugungen und Lebensgewohnheiten langfristig ändern.

POSITIVE ENERGIEN

Für Osteopathen ist jeder Gedanke eine Energieform. Ein positiver Gedanke ändert und wandelt Prozesse in Ihrem Körper zum Guten. Dabei ist es völlig unwichtig, wie lange Sie schon negative Muster, oder eine Krankheit oder eine miserable Beziehung, Geldmangel oder sonstige Probleme haben. Sie können heute beginnen, das zu ändern. Lassen Sie den alten Müll und Unsinn los und werden Sie sich bewusst, dass der erste positive Gedanken bereits etwas ändern kann.

Der menschliche Körper erneuert sich ständig. Alte Zellen sterben und neue entstehen wiederum, die die Aufgabe der alten Zellen übernehmen. Das ist ein permanenter Prozess und dennoch ist ein Organ wie die Leber niemals die gleiche, sie ist ständig Wandlungen unterzogen. Wenn Sie positive Gedanken denken, dann zeigt sich auch in Ihrem Körper eine positive Reaktion, in der Leber, wie in anderen Organen. In diesem Moment, wo Sie positiv denken, verändert sich in Ihrem Körper etwas zum Guten. Werden Sie sich bewusst, dass Sie es in der Hand haben, optimistisch durchs Leben zu gehen. Sie erzeugen Ihr Wetter im wahrsten Sinne des Wortes – wann Regen und wann Sonnenschein herrscht. Unsere Macht als Menschen liegt im Hier und Jetzt – werden Sie sich bewusst, dass Ihre Gedanken und Worte Ihr Jetzt und Ihr Morgen, Ihre Zukunft bestimmen. Wie oft sagten Sie schon „So bin ich eben, ich kann nicht aus meiner Haut raus.." oder „Das ist Schicksal"? Viele Menschen halten an Ihren Meinungen und Glaubensgrundsätzen fest, oft von Kindheit und Jugend an: „Die Welt ist ein gefährlicher Ort", „Traue keinem Fremden", „Die Menschen betrügen Dich", „Niemand hält, was er in Liebe verspricht". Denken Sie mal anders – für einen Tag oder einem Moment: „Die Menschen sind freundlich und vertrauenswürdig", „Geld kommt mir mühelos zu", „Liebe kommt zurück, wenn ich liebe und vertraue", „Mein Partner / meine Partnerin ist liebenswert".

Befreien Sie Ihren Geist von den Dingen, die Sie hindern, über Ihren Schatten zu springen. Stellen Sie des öfteren Ihre Lebensgrundsätze in Frage. Wenn Sie eine glückliche Beziehung bis an Ihr Lebensende erfahren wollen, dann hören Sie auf, an alte Verletzungen und Gedankenmuster zu denken. Denken Sie liebevolle Gedanken ohne Vorurteile und festgefahrene Meinungen. Erforschen Sie Ihr Unterbewusstsein, warum Ihnen immer dasselbe passiert.

Wenn Sie ein Leben voll Erfolg und Wohlstand leben wollen, dann denken Sie erfolgreiche Gedanken, visualisieren Sie Ihre Zukunft, Ihre Ziele.

Alles was wir geistig und verbal aussenden, wird in gleicher Form zu uns zurückkommen. Hören Sie auf, nach Ausreden zu suchen, sondern stellen Sie sich Ihren Ängsten und Schwächen und beginnen Sie heute damit, positiv zu denken. Hören Sie in sich rein. Wenn Sie merken, dass Sie etwas dreimal sagen, so ist das zu einem Muster für Sie geworden. Schreiben Sie es auf und am Ende des Monats werden Sie sehen, wie Ihre Worte mit Ihren Erfahrungen übereinstimmen. Seien Sie bereit, Ihre Worte und Gedanken zu ändern und Ihr Leben wird sich verändern.

Werden Sie sich bewusst, dass Ihre Gedanken feinstoffliche Energien sind. Jeder Gedanke ist Wirklichkeit auf der feinstofflichen Ebene in Ihrem Innerem. Sie können diese Gedanken auf der groben, materiellen Ebene des Lebens zur Wirklichkeit machen oder diese Gedanken können ausschließlich in Ihrem Inneren weiter existieren. Lernen Sie, Ihrer inneren Stimme zu vertrauen, mit Ihrem inneren Auge zu sehen, mit Ihrem inneren Sinnen zu fühlen. Diese inneren Sinne des Geistes sind so lange begrenzt, solange Sie nur Ihre Umwelt mit dem äußeren, körperlichen Sinnen wahrnehmen.

Üben Sie das innere Fühlen mit Ihrem geistigen Auge mit Ihrem Partner / Partnerin. Betrachten Sie zuerst mit offenem Augen Ihren Partner, der gegenüber sitzt und versuchen Sie zu fühlen, was Ihr Partner fühlt. Dann schließen Sie die Augen und versuchen jetzt mit geschlossenen Augen zu fühlen, was Ihr Partner empfindet. Es bedarf einiger Übung mit geschlossenen Augen, aber wenn Sie ein neues Gefühl oder neue eine Empfindung bekommen haben, dann können diese Gedanken nun eine veränderte Wirklichkeit zur Folge haben. Sie fühlen, was Ihr Partner gerade fühlt und Ihr Geist kann sich auf die Situation einstellen. Statt einem „Du verstehst mich wieder mal nicht", gehen Sie anders auf Ihren Partner zu. Somit erschaffen Sie eine neue andere Wirklichkeit, eine Wirklichkeit des Mitfühlens und des Verstehens. Sie lernen mit Hilfe Ihres Geistes und Ihrer inneren Stimme, Ihren Partner/in besser zu verstehen und entgehen so manchem Streit, Ärger oder Missverständnis.

„Manche Menschen hören Ihre innere Stimme mit großer Klarheit. Sie leben nach dem, was sie hören. Wenn sie stark genug sind, werden solche Menschen Legenden".

Sprichwort der nordamerikanischen Indianer

DIE KRAFT DES GLAUBENS

Werden Sie sich bewusst, dass Sie alles erreichen können, was Sie sich wünschen.
Es passiert im Leben das, woran Sie unerschütterlich glauben. Schließen Sie die Augen und stellen Sie sich Ihre Wünsche in Ihrem Leben als Bilder vor. So kann Ihr Unterbewusstsein diese Bilder aufnehmen und akzeptieren. Schenken Sie Ihrem Unterbewusstsein die Vision und das Bild eines erfolgreichen Menschen, der gesund ist, lebendig und optimistisch. Diese Bilder werden Sie verändern – Ihre ganze Körpersprache, Ihr Immunsystem. Längst haben wissenschaftliche Studien bewiesen, dass eine positive Lebenseinstellung die Abwehrkräfte stärkt. Glauben Sie an Ihre Wünsche, Träume und Ziele – und das über lange Zeit – dann werden sie auch in Erfüllung gehen.

Glaube versetzt Berge – glauben Sie an sich selbst, an Ihre Wünsche und Visionen.

„Das Dasein ist köstlich. Man muss nur den Mut haben, sein eigenes Leben zu führen".

Peter Rosegger (1843-1918), österreichischer Heimatdichter

Nützen Sie die wahre Freiheit Ihres Geistes und lassen Sie sich nicht begrenzen von althergebrachten Normen und Zwängen oder gesellschaftlichen oder sozialen Eingrenzungen. Um das Mögliche zu erreichen, müssen Sie das Un

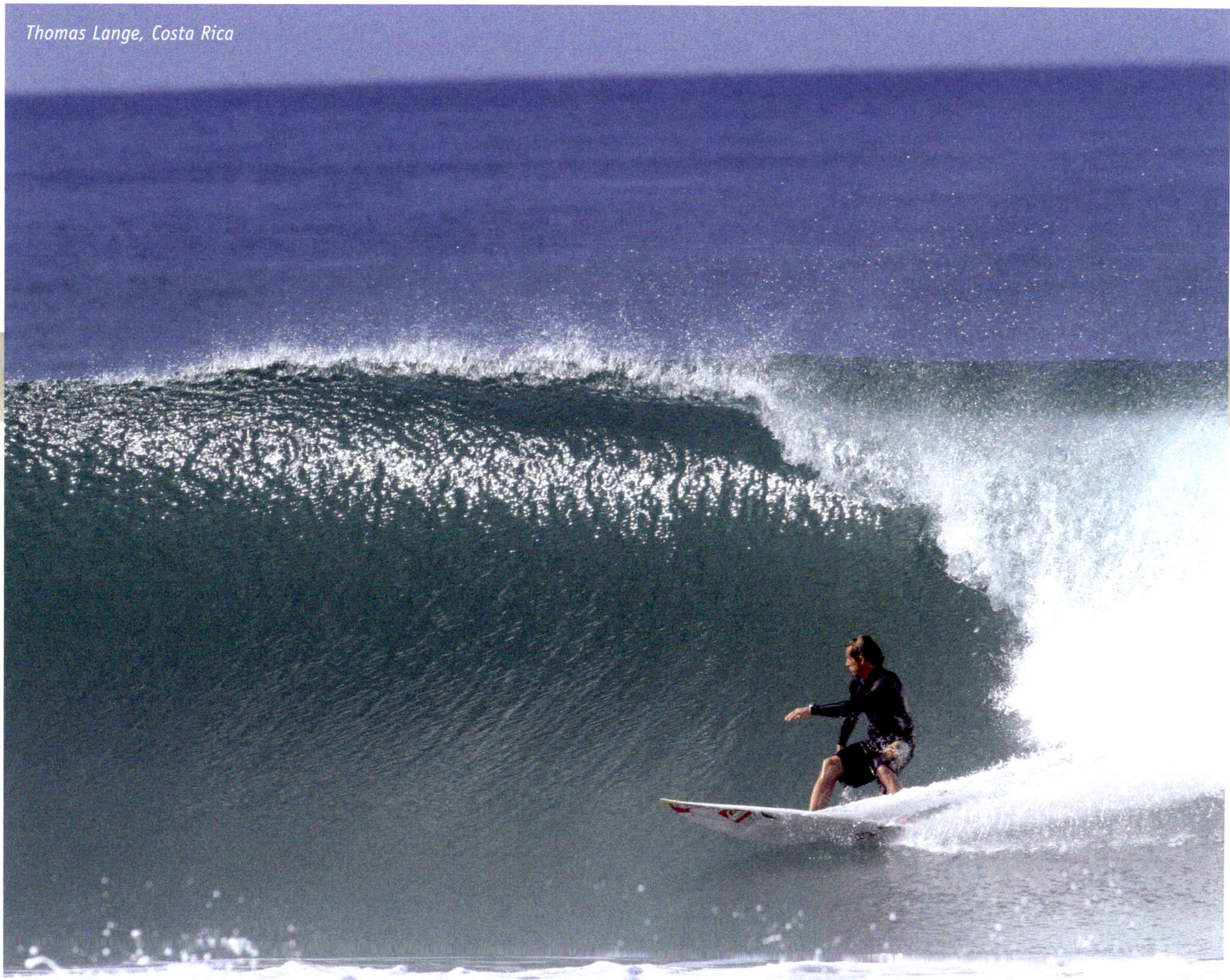
Thomas Lange, Costa Rica

mögliche versuchen. Glauben Sie an Ihre Ziele und nehmen Sie diese Haltung nicht nur für eine kurze Zeit ein. Lernen Sie, eine Haltung, die etwas in Ihrem Leben begünstigt, über einen längeren Zeitraum zu leben. Sie werden sehen, dass Ihr unerschütterlicher Glaube Ihnen helfen wird, ihre Ziele und Träume zu verwirklichen. Geben Sie sich Ihren Zielen mit Leib und Seele hin und lassen Sie nichts und niemanden zwischen Ihnen und dem Ziel kommen.

„Wer an die Quelle will, muß gegen den Strom schwimmen",

Daniel Goeudevert, ehemaliger Topmanager, Autor und Berater der UNESCO

DIE ENERGIEN DER LIEBE

Seit Jahrtausenden beschäftigen sich Dichter und Poeten, Philosophen und Wissenschafter, Religionsgründer und deren Nachfolger mit dem Phänomen der Liebe. Für die ganzheitliche Wissenschaft der Osteopathie ist eine glückliche Beziehung in seelischer, geistiger und körperlicher Liebe ein wichtiger Teil für körperliches Wohlbefinden.

Wenn ein Paar den Zustand der Harmonie und tiefen Vertrautheit erreicht, dann haben beide Menschen Zugang zu enormen Energien, die ihr Leben ungemein beflügeln. Wenn wir von Vertrautheit sprechen, dann ist das geistige, seelische und körperliche Vertrautheit und Intimität. Wenn Sie das erlebt haben und leben, dann wissen Sie, wie einfach es ist, mit den Problemen des Alltags umzugehen. Sie agieren aus der Kraft dieser Beziehung heraus. Dieser Zustand ist umso leichter zu erreichen, je mehr Energie Sie selbst haben.

Körperliche Liebe und Sexualität ist ein wichtiger Teil für eine lange innige Partnerschaft und tiefe Gefühle. Für uns gehört ein glückliches Sexualleben zum gesunden Menschsein unbedingt dazu. Pflegen Sie guten Sex in Ihrer Beziehung, es stärkt Ihr Immunsystem und schafft einen Teil der großen Vertrautheit und Intimität, die Ihre Seele sucht. Seelische und geistige Vertrautheit in einer Beziehung ist ein Geschenk, dass Sie bewahren und behutsam wachsen lassen sollten. Viele Menschen suchen nach dem „Seelenverwandten", ohne dabei zu erkennen, dass sie sich zuerst kennenlernen müssen. Stellen Sie sich Ihren tiefsten Verletzungen, den Wunden aus alten Beziehungen und der Kindheit, sodass Sie sich lieben und verstehen lernen. Die Verletzungen sind meistens schön verpackt und ganz tief vergraben und wieder hören Sie sich sagen „Ich kann nicht aus meiner Haut raus". Aber genau das, was wir mit großer Energie unter Kontrolle zu halten versuchen, sehnt sich, an die Oberfläche zu drängen und geheilt zu werden. Lassen Sie Vertrautheit und absolute Nähe zu, dann können Sie eine tiefe Verschmelzung mit Ihrem Partner/Partnerin erreichen.

„Love is not something to do.
Love is not something to search for.
Love is something to be".

Unbekannter Autor

Die besten Physiker der Erde, die heute als Mittler zwischen Wissenschaft und Mystik gelten, bezeichnen wahre Liebe als „Zustand der höchsten Labilität, der höchsten Sensibilität und höchsten Kreativität". Stellen Sie sich ein Pendel vor, das am obersten Punkt angekommen ist. Dieser Punkt ist der Zustand der höchsten Labilität des Pendels. Das ist Liebe. Wir fügen dem hinzu, dass Liebe auch der Zustand der „höchsten Stärke" ist . Höchste Labilitat und höchste Sensibilität können auf Dauer nur bestehen, wenn eine starke Erdung im liebenden Menschen vorhanden ist. Diese Erdung erlaubt den Zugang zu den schier endlosen Energien der Liebe. Diese Erdung kann die Beziehung selbst sein, die Familie, oder Erdung kann auch durch eine starke Naturverbundenheit erzeugt werden. Wenn Sie geerdet sind, dann können Sie in die Zustände höchster Labilität mühelos

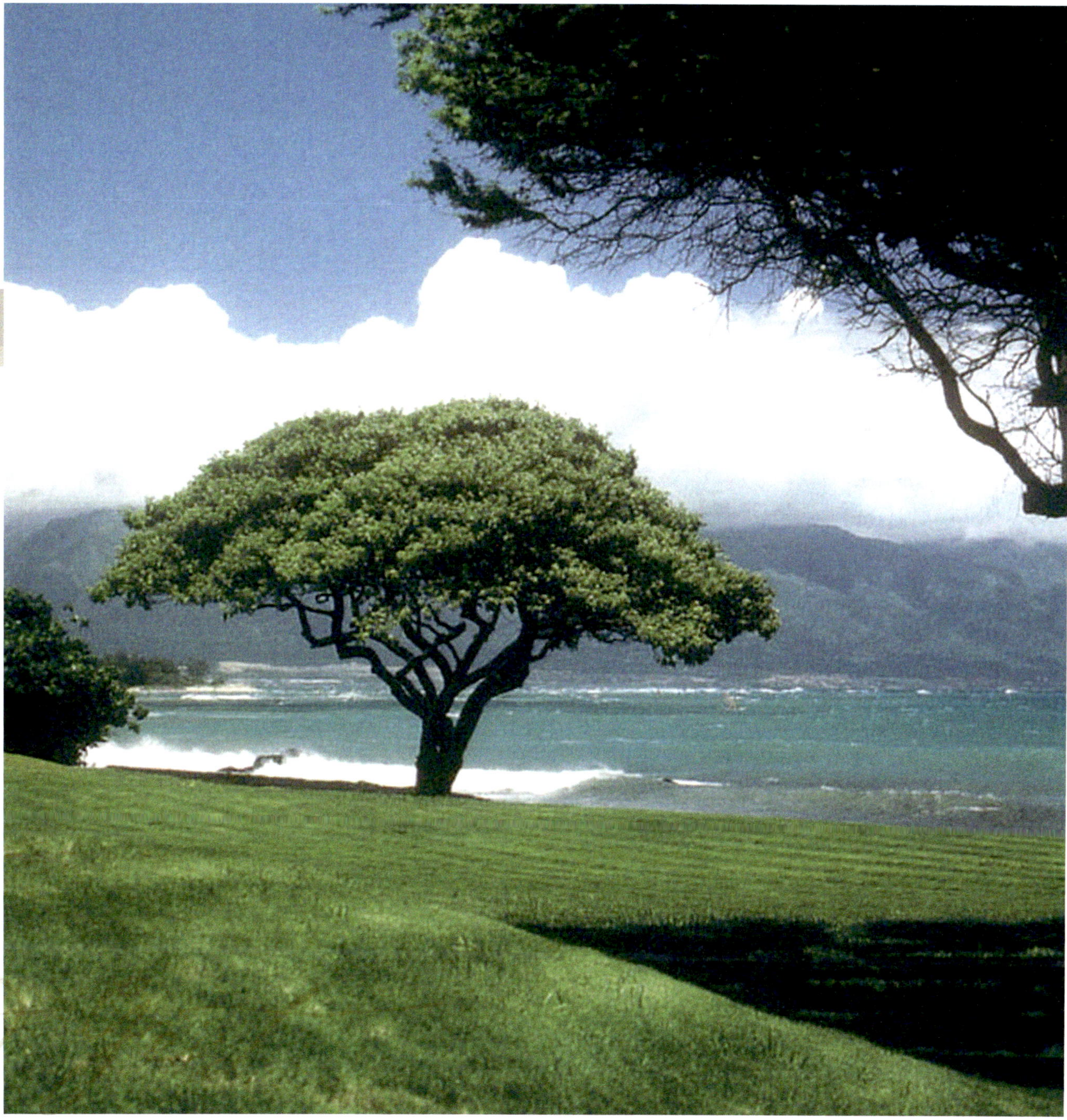

Foto Nomi Baumgartl??

eintauchen und den Zustand halten – und alle positiven Energien der Liebe in sich vereinen und mit Ihrem Partner oder Ihrer Partnerin teilen. Viele streben in Medidationen nach den geistigen Energien des Himmels und des Universums, und vergessen dabei, dass eine Verwurzelung und Erdung entscheidend für den menschlichen Körper ist, diese Energien standhaft und andauernd zu empfangen, zu leben und weiterzugeben. Das gilt auch für die Liebe.

Wenn Sie in diesem Bewusstseinszustand sind und in einer gefestigten Partnerschaft, dann haben Sie Zugang zu all Ihren Talenten, all Ihrer Kreativität. Sie können Ihr höchstes Potential erreichen. Sie treten in ein Kraftfeld ein, in dem Ihre Wünsche, Ihre beruflichen Ziele in Erfüllung gehen können. Mit Leichtigkeit leben Sie im Jetzt und schaffen die Gegenwart und Zukunft für sich und Ihren Partner / Ihre Partnerin. Werden Sie sich bewusst, dass Liebe in ihrer höchsten Form nichts mit einer Gefühlsduselei oder rein sexueller Anziehungskraft zu tun hat. Auch nicht mit manipulativen Täuschungsmanövern, die nur zu „Enttäuschungen" führen. Wahre Liebe überbrückt alle Gegensätze und kann eine Synthese aus allem Vorhandenen schaffen. Wahre Liebe ist selbstlos und entsteht aus uns selbst heraus. Sie ist bedingungslos und sie strömt aus unserem Inneren nach aussen. Liebe ist eine Kraft der Stärke, die allem stand hält. Liebe ist und heißt Akzeptanz, sie unterstützt die individuelle Wahrheit des Partners und achtet behutsam auf die eigene Wahrheit.

„Der Mensch von morgen wird ein Liebender sein, oder er wird nicht mehr sein"

Dr. phil Christina Kessler, Autorin „amo ergo sum – Ich liebe, also bin ich".

Liebe lässt Verantwortung in uns entstehen, Verantwortung für die Menschen, die wir lieben. Aber auch Verantwortung für die Umwelt und für das Handeln in unserem Geschäftsleben, in der Politik, Wirtschaft, Wissenschaft und Industrie. Liebe beinflusst unser ganzes Leben auf positive Art und Weise und ist ein Bewusstseinszustand, der sehr viel Glück und Balance bringt. Liebe lässt uns wachsen und ein glückliches und zufriedenes Leben führen. Es gibt keine stärkere Energieform als die Liebe. Liebe ist Leben und die Essenz allen Seins.

Liebe ist und heißt Akzeptanz, sie unterstützt die individuelle Wahrheit des Partners und achtet behutsam auf die eigene Wahrheit.

DIE HERZENSQUALITÄTEN

„Herzensqualitäten wollen durch uns hindurchfließen, um das Wahre, Gute und Schöne entfalten zu können. Sie wollen zu einem vollkommenen Zusammenspiel von Körper, Seele und Geist verhelfen und dadurch das gesamte Leben mit Harmonie, Freude und Glück erfüllen."
Dr. phil Christina Kessler, Autorin „Herzensqualitäten – Intelligenz der Liebe"

Die Herzensqualitäten, früher als Tugenden bezeichnet, sind Tore, die uns zur Liebe führen. Sie verbinden uns und überwinden die Trennung, die allerortens gegenwärtig ist im täglichen Leben. Sie schaffen Einheit in der Vielfalt. Herzensqualitäten wie Wahrhaftigkeit, Mut, Willenskraft, Akzeptanz, Selbstachtung, Verantwortung, Vergebung und Integrität befreien uns von unseren geistigen Begrenzungen und lehren uns, mit dem Herzen zu hören. Herzensqualitäten wie Vertrauen, Offenheit, Disziplin, Gehorsam, Demut, Aufmerksamkeit, Konzentration, Balance und Geduld, schaffen eine Verbindung von Herz und Verstand. Gerade die „Demut“, die viele fälschlicherweise als Unterwürfigkeit und Aufgabe des eigenen Willens verstehen, steht im Zentrum der Herzensqualitäten. Die Demut ist vielmehr der Mut, auf die innere Stimme zu hören, den eigenen individuellen Willen mit dem großen Ganzen in Einklang und Harmonie zu bringen. Demut ist der Mut sich dem Willen der Liebe zu überlassen, zu erkennen und sich dem Augenblick hinzugeben.

Herzensqualitäten wie Kommunikation, Freundschaft, Mitgefühl, Toleranz, Wertschätzung, Humor, Friede, Hingabe, Bedingungslosigkeit, Freiheit und Dankbarkeit entwickeln eine soziale Intelligenz und ein soziales Bewußtsein.

„Der erste Friede, der wichtigste, ist der, welcher in die Seelen der Menschen einzieht...vor allem sollt ihr sehen, dass es nie Frieden zwischen Völkern geben kann, wenn nicht zuerst der Friede innerhalb der Menschenseelen wohnt.“

Black Elk (1863-1950), Medizinmann der Oglala-Lakota-Indianer

DIE KRAFT DES LÄCHELNS

So banal es für manche klingen mag, in einem simplen Lächeln liegen große Energiekräfte verborgen, die Ihren Körper und Ihre Seele heilen können. Blicken wir nach China, der Geburtsstätte vieler Kampfsportarten und Heilkünste, so trifft man wiederum auf den Taoismus, die fast 8000 Jahre alte Wurzel der chinesischen Philosophie und Heilkunst, die Mutter der Akupunktur und Traditioneller Chinesischer Medizin. Das Tao wurde als „Gesetz der Natur“ oder „Ordnung der Natur“ bezeichnet, als ewig wechselnder Zyklus der Jahreszeiten, als Kunst, Methode, Kraft und Weg. Für die Taoisten hängt Gesundheit wesentlich von den Faktoren Harmonie und Gleichgewicht ab. Auch für das taoistische Denken sind Körper, Seele und Geist nicht zu trennen. Negative Emotionen und Stress schwächen das Ganze.

Die taoistischen Meister im alten China erkannten die Kraft der lächelnden Energie und übten das Lächeln für sich selbst, um Gesundheit, Glück und langes Leben zu erlangen. Sich selber zuzulächeln wirkt heilsam und verjüngend, als ob Sie in Liebe baden würden.

Lächeln ist einer der stärksten Ausdruckformen von persönlicher Kraft. Das sogenannte „Innere Lächeln“ regt die Organe dazu an, ihren Anteil an eigener Kraft beizusteuern, die dann in gebündelter Form den Sinnen, besonders aber den Augen, zugute kommen. Stellen Sie sich vor, dass Ihr Körper aus 63 Billionen Zellen besteht und jede Zelle einen winzigen Energiebetrag aussenden kann. Wenn Sie diesen Energiebetrag mit 63 Billionen multiplizieren, dann ergibt sich eine gewaltige Energie. In entspannter, ruhiger und lächelnder Verfassung schaffen Sie es mit Leichtigkeit, diese Energie auf sehr hohem Niveau zu halten.

Der Begründer der taoistischen Lehre des „Universal Tao“, Mantak Chia, hat die Methode des „Inneren Lächelns“ in die westliche Welt gebracht und in den letzten 30 Jahren weltweit in Seminaren und Büchern gelehrt. Die Medidations-Übungen des „Inneren Lächelns“ finden Sie im Kapitel 7 unter „Übungen zur Organ-Mobilität“ auf Seite 130.

Was man vom Taoismus als Sportler und aktiver Mensch lernen kann, ist, eine innere Zufriedenheit zu entwickeln: finden Sie Ihren inneren Frieden. Freuen Sie sich, dass Sie mal nicht im Büro sitzen. Bevor Sie Sport treiben, lächeln Sie in sich selbst rein, befreien sich von Ärger, Furcht und Sorgen. All diese negativen Emotionen sind niedrige Energieformen, die Ihren Erfolg blockieren. Ein echtes Lächeln in sich selbst, ein Lächeln zur Umgebung überträgt jene positive Energieformen, die zum Gelingen des Sporttages beitragen. Vergleiche dazu Kapitel 6, „Liebe Deine Sportart“, auf Seite 113.

DER GESUNDE SCHLAF

Schlaf ist die natürliche Basis für körperliche und geistige Leistungsfähigkeit und neben ausgewogenener Ernährung und regelmäßiger Bewegung ein Muss für ein langes und gesundes Leben.
Wenn Sie schlafen, dann arbeiten einzelne Organe verlangsamt, während andere Prozesse sehr aktiv sind. Die Zellen der Haut teilen sich nachts doppelt so schnell wie tagsüber und das Gewebe wird repariert und erneuert. Die Muskulatur ist im Schlaf völlig entspannt, der Körper besser durchblutet und so können Schlacken und Giftstoffe effizienter entsorgt werden. Die Bandscheiben, die tagsüber strapaziert sind, erholen sich nachts und nehmen wieder an Dicke zu. Das Immunsystem wird regeneriert, bestehende Wunden geheilt und der Körper bekämpft im Schlaf Infektionen.

Foto Constanze Wild

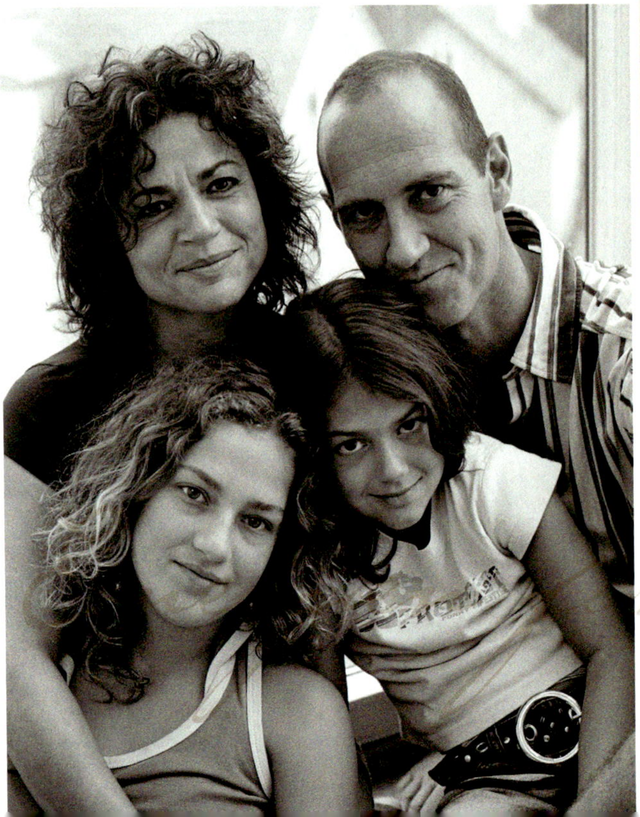

Halten Sie sich an einige Grundregeln, um gesunden Schlaf für sich selbst zu finden. Nach einem Tag voll mit beruflichen Herausforderungen oder Stress, lassen Sie die Anspannung langsam ausklingen und suchen Sie nach Alternativen zum Fernsehabend.

Vor dem Einschlafen:

- Machen Sie einen Abendspaziergang mit Ihrem Partner oder Freunden
- Joggen, walken oder skaten Sie, um den Kopf frei von Alltagssorgen zu bekommen
- Hören Sie entspannende Musik
- Lesen Sie leichte Lektüre
- Machen Sie Medidationsübungen und Atemübungen Ihrer Wahl
- Nehmen Sie ein Vollbad oder Fussbad
- Genießen Sie Vertrautheit mit ihrem Partner

Sport am frühen Abend macht angenehm müde, da körperliche Anstrengung das Schlafbedürfnis stärkt. Der Trainingserfolg ist allerdings vor 19 Uhr am stärksten.

FINDEN SIE IHREN RHYTHMUS

Ein fester Schlafrhythmus erleichtert Ihrem Körper, sich an Schlaf-Wach-Zyklen zu gewöhnen. Idealerweise gehen Sie - zumindest wochentags – immer zur gleichen Zeit ins Bett und stehen zur gleichen Zeit wieder auf. Passen Sie Ihren Schlafrhythmus dem natürlichen Zyklus der Natur und der

Jahreszeiten an: Im Sommer und Herbst sollten Sie früh zu Bett gehen und früh aufstehen; im Fühjahr sollten Sie noch bei Tageslicht zu Bett gehen und früh aufstehen; im Winter sollten Sie zeitig schlafen gehen und spät aufstehen.

SCHLAFMITTEL AUS DER NATUR

Vermeiden Sie unbedingt chemische Schlafmittel. Die Schlafmittel auf pflanzlicher Basis haben keine unerwünschten Nebenwirkungen und machen nicht abhängig. Sie sind als Tee, Extrakt oder Öl erhältlich:

- Baldrian
- Hopfen
- Johanniskrauft
- Kamille
- Kava-Kava-Wurzelstock
- Lavendel
- Lindenblüten
- Melisse
- Passionsblume
- Vanille

Vermeiden Sie Kaffee, schwarzen oder grünen Tee und vor allem Energy- oder Colagetränke vier bis fünf Stunden vor dem Zubettgehen.

IHR SCHLAFZIMMER

Ihr Schlafzimmer ist ein Ort der Ruhe und Erhohlung. Sorgen Sie für Behaglichkeit und Wohlfühlatmosphäre. Das TV-Gerät hat nichts im Schlafzimmer verloren. Verdunkeln Sie das Zimmer, um Ihnen und Ihrem Körper Ruhe zu gönnen und vermeiden Sie, dass elektronische Geräte, Wecker oder Handy Leuchtdioden aussenden, die ihren Schlaf stören können. Der Radiowecker gehört in den Sondermüll, die beleuchtete Anzeige stört Ihren Schlaf erheblich. Schalten Sie alle elektronischen Geräte und vor allem Ihr Handy nachts aus.

Wenn Sie nachts auch erreichbar bleiben, verstärkt sich Ihre Sensibilität und Sie werden tagsüber nervöser und unruhiger und somit noch anfälliger für Stress.

Die Probleme des Alltags und privaten Lebens sollten Sie aus Ihrem Schlafzimmer fernhalten. Es ist eine Oase des Chillens, der Entspannung und nicht des Streits und emotionaler Diskussionen.

DAS RICHTIGE ATMEN

Das Leben beginnt mit dem ersten Atemzug des Neugeborenen und endet mit dem letzten. Atmen Sie bewusst – denn bewusstes Atmen führt Ihnen Energie zu – mehr Energie, als Sie dazu aufwenden. Unser Atem versorgt den Körper bis in jede einzelne Zelle mit Sauerstoff und entsorgt das bei der Verbrennung entstandene Kohlendioxid. Lernen Sie, Ihren Atem bewusst wahrzunehmen und bewusst zu kontrollieren. Nahrung und Luft sind die Elemente, die wir direkt zu uns nehmen. Je besser die Qualität der Luft, umso stärker das Immunsystem des Körpers.

Nur durch die Bauchatmung werden unsere Körperzellen durch die Lunge bestens belüftet. Tiefe Atemzüge vergrößern das Netzwerk der Kapillaren. Diese Kleinstblutgefäße spielen eine wichtige Rolle für eine optimale Sauerstoffversorgung des Körpers. Wenn Sie nur mit der Brust atmen, müssen Sie doppelt soviele Atemzüge machen, um dieselbe Menge Sauerstoff zu erhalten wie mit einem tiefen Atemzug aus dem Bauch heraus. Mit richtiger Bauchatmung schaffen Sie es, Ruhe in Stress-Situationen zu bewahren. Ob beim Sport, in Extremsituationen oder bei wichtigen geschäftlichen Entscheidungen – Sie agieren klarer, besonnener und stärker aus Ihrer Mitte heraus. Die Bauchatmung festigt Ihre Mitte und gibt Ihnen Erdung.

Foto Constanze Wild

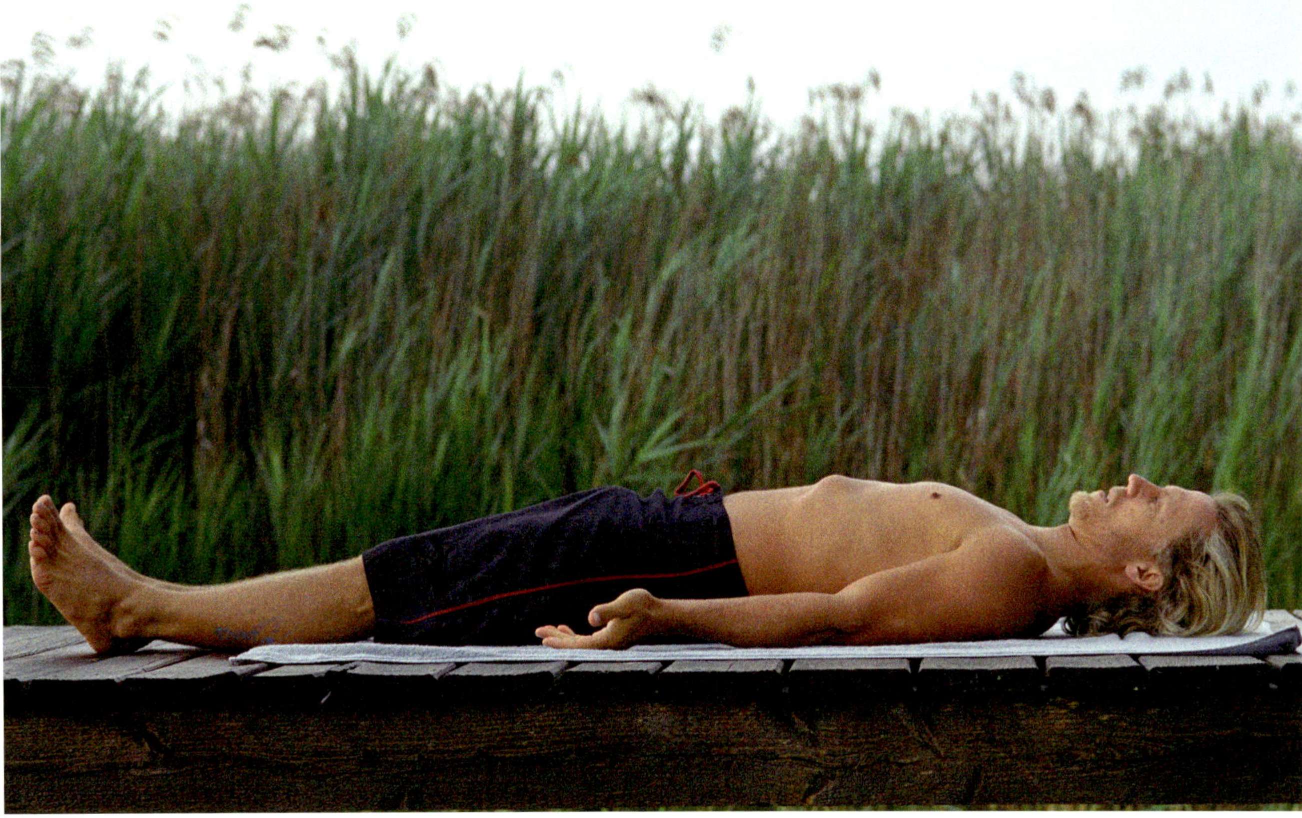

ENERGIE TANKEN AN ORTEN DER KRAFT

Unser Planet ist voll von Orten der Kraft. Plätze, die uns auf eigene Art und Weise berühren. Das kann eine Waldlichtung sein, das können Canyons oder Bergtäler sein, das kann eine Insel im Ozean sein, ein Vulkan, ein steinalter Wald, eine einzelner Baum, oder das Zusammentreffen zweier Ozeane an den nördlichsten oder südlichsten Spitzen der Kontinente, die Mündung zweier großer Flüsse. Magische Orte, die uns unvergessen bleiben. Unsere Ahnen haben über Jahrtausende an diesen Orten Kultstätten, Kirchen oder Tempel gebaut. Sie hatten diese Fähigkeit, diese Plätze aufzuspüren. Orte, wo wir Inspiration finden und unsere Talente entfalten können. Orte, wo wir uns selbst spüren und an denen wir die Energie der Natur spüren können. Das sind Orte, wo wir Menschen Ruhe und Geborgenheit suchen. Wo wir eine Erweiterung unseres Bewusstseins erfahren können. Das kann jeder für sich selbst lernen. An diesen Orten können bestimmte Gedanken, Wünsche, Ziele und Träume schneller zur Erfüllung kommen, denn der Ort gibt Ihnen die nötigen Energien dazu.

Jeder Mensch hat die Fähigkeit in sich, diese Orte zu fühlen und die Energien dieser Orte zu nützen. Versuchen Sie, beim Sport, in der Natur oder bei Spaziergängen möglichst intensiv zu spüren, wie der Ort auf Sie wirkt

Schließen Sie Ihre Augen und achten Sie auf die Vielzahl der Geräusche

Meditieren Sie in der freien Natur
Atmen Sie tief ein und aus. Nehmen Sie bei jedem Einatmen bewusst wahr, wie schön die Natur ist

Versuchen Sie, die Unterschiede zu spüren: wie fühle ich mich, wenn ich durch einen Wald jogge, auf einem Berg gehe, im Ozean schwimme oder mit dem Boot segle?

Versuchen Sie, die Zwischenbereiche zu spüren: den Übergang vom Wald in eine offene Ebene, den Aufstieg auf einen Berg oder den Abstieg ins Tal

Stellen Sie sich die Erdstrahlen wie die „Blutbahnen" unseres Planeten vor, sie sind notwendig für die Versorgung der Erde. Die Radiästhesie ist die Wissenschaft der Erdstrahlen und hat in den letzten Jahrzehnten emorme Fortschritte gemacht mit den traditionellen Messmethoden Rute und Pendel. So wurde etwa im Ort Massing zwischen München und Passau ein komplettes Siedlungsgebiet nach geomantischen Gesichtspunkten und Feng-Shui Richtlinien geplant. Ein zukunftsweisendes Projekt. Der Dorfplatz ist der vitalenergetische Mittelpunkt oder die „Seele" des Dorfes: ein Kraftfeld von rund 10 Metern Durchmesser mit deutlich erhöhtem Energieniveau.
Schaffen Sie in Ihrem Haus oder Ihrer Wohnung Orte der Kraft. Die traditionelle chinesiche Harmonielehre Feng Shui oder das indische Pendant Vastu ist an dieser Stelle zu empfehlen.

ENERGIE DURCH DÜFTE UND AROMEN

Düfte haben eine besondere Macht über menschliche Emotionen. Wenn Sie sprichwörtlich jemanden nicht „riechen" können, hat auch eine Beziehung mit diesem Menschen keine Zukunft. Unsere Nase kann 7.500 unterschiedliche Gerüche erkennen und hat mehr als andere Sinne, einen direkten Draht zu unserem Unterbewusstsein. Nützen Sie Ihre Geruchssinne, beim Kochen, beim Spazierengehen auf einer Frühlingswiese oder beim Sport in freier Natur – es stärkt Ihre körperliche und seelische Balance.

Bestimmte Düfte ätherischer Öle mildern Depressionen und wirken beruhigend in Stressmomenten. Sie können die Stimmung aufhellen, die Wachheit fördern oder die Angst reduzieren. Das allgemeine Wohlbefinden wird verbessert und somit neue Energie geweckt. Ätherische Öle sind kleinste Öltröpfchen und die geruchsintensivsten Essenzen, die in den Blättern, Blüten, Rinden oder Schalen von Pflanzen gebildet werden. Man kann diese als Lebenskraft und Essenz der Pflanzen bezeichnen. Die ätherischen Öle wirken körperlich über die Haut oder Schleimhaut. Sie sind fettlöslich und gelangen so leicht über das Blut zu den einzelnen Organen. Über den Geruchssinn kommen die Düfte ins Unterbewusstsein und schaffen Balance für die Seele.

Idealerweise nützen Sie ätherische Öle:

- Durch eine Duftlampe (3 bis 8 Tropfen in ein mit Wasser gefülltes Schälchen, das von einem Teelicht erhitzt wird)
- Durch ein Beduftungsgerät, betrieben mit 100 Prozent naturreinen Essenze
- Durch Massagen und Einreibungen (mit hochwertigem Basisöl)
- Durch ein duftendes Vollbad
- In der Sauna als Aufguss
  in der Dampfsauna als Aufguss

Foto Thorsten Indra

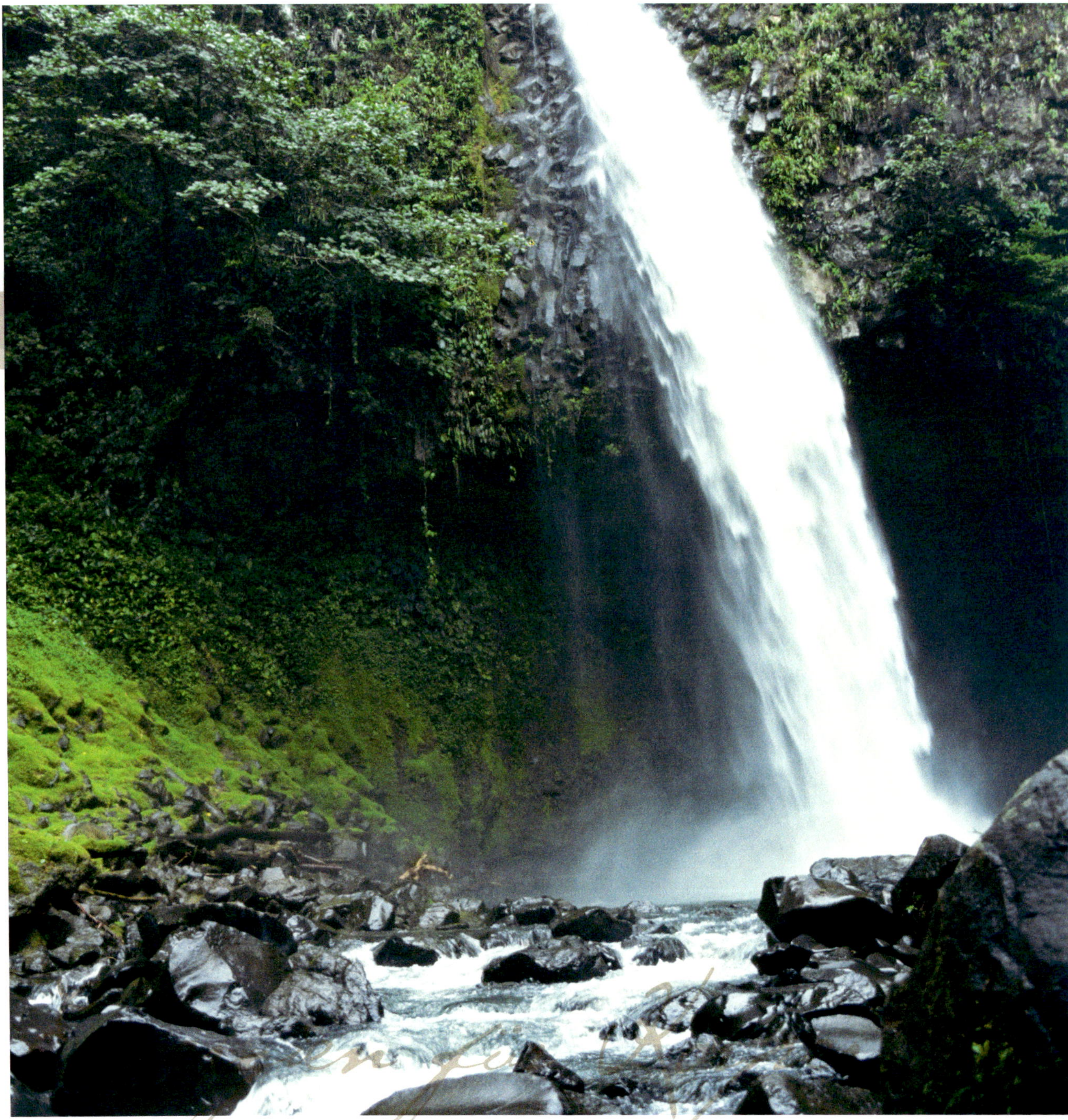

Energiespendende Duftöle

ÄTHERISCHES ÖL	DUFTNOTE	WIRKUNG
Bitterorange	Fruchtig-süß	Hilft bei geistiger Erschöpfung und Niedergeschlagenheit
Eukalyptus	Belebend-Erfrischend	Vertieft die Atmung, erhöht die Konzentration, spendet neue Energie
Geranie	Blumig, duftend	Entspannend, anregend, hilft gegen Erschöpfung
Grapefruit	Fruchtig-herb	Anregend für Körper und Seele, stimmungsaufhellend, erfrischend
Jasmin	Süßlich	Regt die Sinnlichkeit an, heilt emotionale Verletzungen
Lavendel	Herb-krautig	Vertreibt negatives Denken, löst Blockaden
Lemongras	Zitronig-frisch	Erfrischend, konzentrationsfördernd, gegen Erschöpfung und Ängste
Mandarine	Süßlich-frisch	Stimmt friedlich und entspannt, weckt innere Heiterkeit und Spiritualität
Patschuli	Erdig-süßlich	Hilft gegen Stress, vertreibt Ängste, schenkt neues Selbstvertrauen, erotisierend
Rose	Blumig-sinnlich	Fördert die Liebe zu sich, versetzt in einen medidativen Zustand
Rosmarin	Kampferartig	Aktiviert den Körper, wirkt kreislaufanregend, hilft gegen Abgespanntheit und Mutlosigkeit
Sandelholz	Süß, holzig	Beruhigend, regenerierend, harmonisierend
Ylang-Ylang	Orientalisch, schwer	Entkrampfend, entspannend, ausgleichend
Zimt	Würzig, nelkig	Entspannend, stärkend, anregend

ENERGIE DURCH FARBEN

Farben haben einen tiefgehenden Einfluss auf körperliches und seelisches Wohlbefinden. Die Wahl Ihrer Kleidung und die Wahl der Farben in Wohnung und Haus beeinflussen Ihr Gemüt. Eine Fahrt ins „Grüne", ein Spaziergang im Wald oder in den Bergen gibt Ihnen Erholung und Fitness. Der Anblick des türkisblauen Ozeans und weißen Sandstrands lässt Sie lachen und voll Energie strahlen. Eine weiße Winterlandschaft beruhigt die Sinne und harmonisiert Ihre Seele.

Die richtige Farbe stabilisiert unser seelisches Gleichgewicht und wir können zusätzliche Energie freisetzen. In der Traditionellen Chinesischen Medizin (TCM) symbolisieren Farben Organe und zugeordnete Meridiane.

Gelb – die Wärme der Sonne

Gelb ist die Farbe des Lebens und des Energiespenders der Erde, der Sonne. In der Farbtherapie ist Gelb die Farbe für Bewusstsein wecken, Freude verbreiten und es stärkt die Konzentration und die Verdauungsorgane. Es setzt die blockierte Energie des Menschen wieder frei und die Selbstheilungskräfte werden gestärkt. Tragen Sie mal wieder gelbe T-Shirts oder lassen Sie Ihre Wohnung in Gelbtönen streichen, und hellen Sie so trübe Wintermonate auf. Die mit Gelb verbundenen Emotionen sind Offenheit, Mitgefühl, Zentriertsein, Musikalität und Ausgeglichenheit. In der TCM wird die Farbe Gelb den Organen Milz und Bauchspeicheldrüse zugeordnet.

Rot – die Farbe der Freude

Auf Rot reagiert der Körper sehr stark. In der Tradionellen Chinesischen Medizin wird Rot dem Feuer und seinen vier Meridianen Herz, Dünndarm, Kreislauf-Sexualität und Dreifacher Erwärmer zugeordnet. Der arterielle Blutkreislauf wird durch Rot angeregt und Sie können sich höherer Vitalität erfreuen. In der Farbtherapie wird Rot immer dann eingesetzt, wenn gestaute Energien zum Fließen gebracht werden sollen. Die mit Rot verbunden Emotionen sind Geduld, Liebe, Freude und Glück, Ehre, Respekt, Aufrichtigkeit, Kreativität, Enthusiasmus, Temperament und Ausstrahlung. In der TCM wird die Farbe Rot dem Organ Herz zugeordnet.

Blau – die Farbe der Ruhe

Blau symbolisiert die Energien des Meeres und die Weite des Himmels. Es verleiht innere Ruhe und schafft Balance für die Seele, indem es die Energien des Körpers ausgleicht. In der Traditionellen Chinesischen Medizin steht Blau für Wasser und die Meridiane Nieren und Blase. Damit verbundene positive Emotionen sind Sanftheit, Stille, Wachheit und Gelassenheit.

Grün – die Farbe der Harmonie

Grün ist die Farbe der Natur. So wie alles Leben auf der Erde und in der Natur nach Gleichgewicht strebt, so beruhigt Grün den menschlichen Körper, Geist und Seele. Es hilft uns in unsere Mitte zu kommen. Besuchen Sie im Winter ruhig mal einen Palmengarten oder ein Gewächshaus, um grüne Kraft zu tanken. Die Traditionelle Chinesiche Medizin verbindet mit der Farbe Grün die Meridiane Leber und Gallenblase. Positive Emotionen sind Freundlichkeit, Tatkraft, Phantasie und Offenheit.

DIE ENERGIEN DER KINDER

Kinder sind die Gegenwart der Evolution und die Zukunft der Evolution. Sie sind die künftigen Entscheidungsträger unseres Planeten und bedürfen all unserer Aufmerksamkeit, Liebe und Geborgenheit. Hören Sie Ihren Kindern zu und lernen Sie von Ihnen, sie können uns Erwachsenen in vielen Belangen einen neuen Denkanstoß geben. Kinder haben alle Liebe und alle positiven Emotionen in sich, es liegt an uns Erwachsenen unsere Angst vor Veränderung abzubauen und die Kinder unserer Zeit verstehen zu lernen. Seit mehr als 3 Jahrzehnten sind neue Generationen von Kindern in

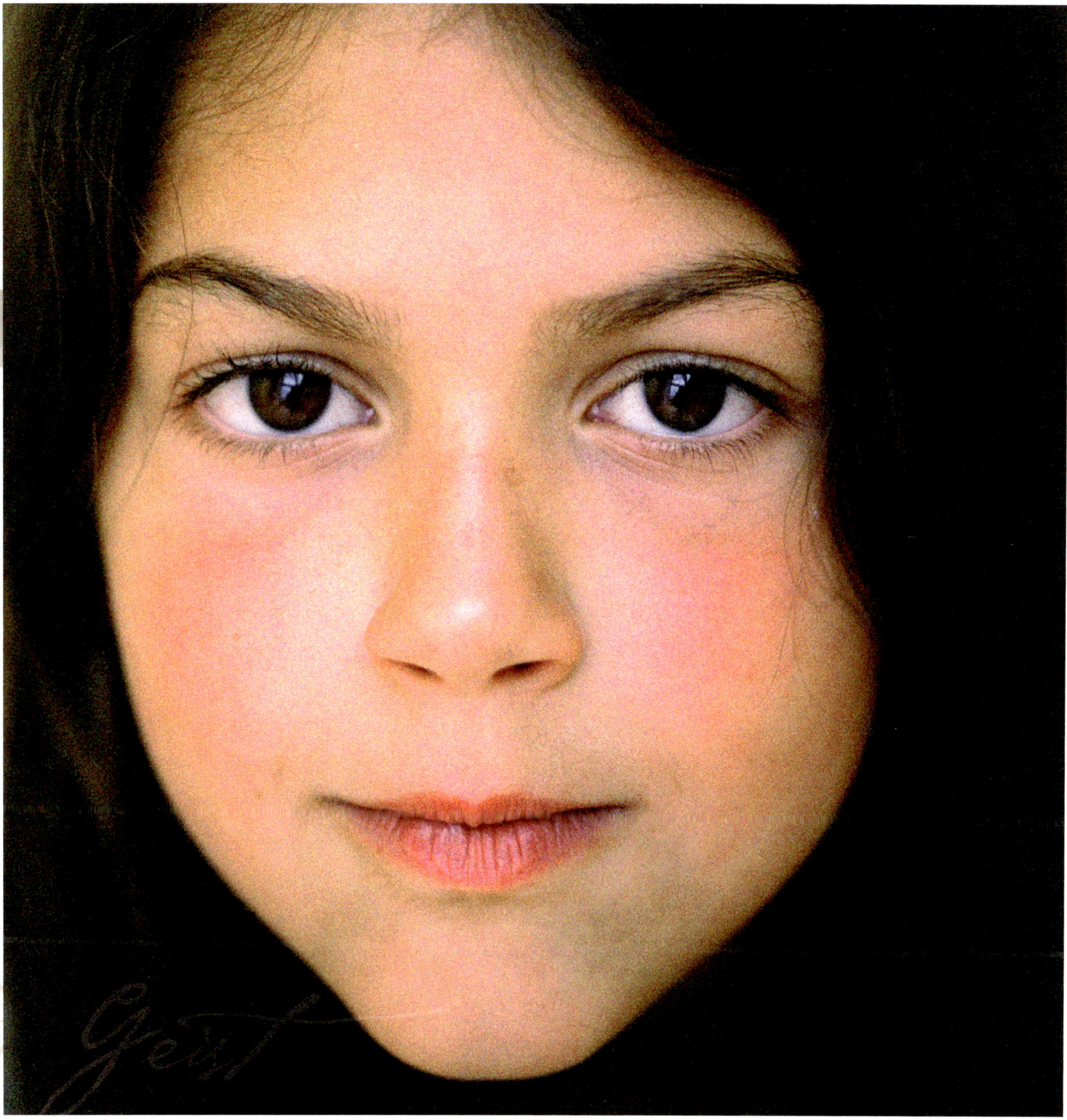

Foto Constanze Wild

vielen Veröffentlichungen dokumentiert. Diese Kinder sind ausgestattet mit ungewöhnlichen Eigenschaften, Fähigkeiten und Charakterzügen. Verstehen Sie zu lernen, dass Evolution ständige Veränderung bedeutet und die Kinder die Botschafter der Evolution sind. Denken Sie an das „Kind im Mann", das „Kind in der Frau" in Ihnen, dann verstehen Sie die Kinder unserer Zeit besser zu lenken: „...als winziges Baby warst Du reine Freude und Liebe. Du wusstest von Deiner Bedeutung. Du hast Dich als Mittelpunkt des Universums gefühlt. Du hattest solchen Mut. Du sagtest, was Du haben wolltest und Du hast alle Deine Gefühle offen ausgedrückt. Du hast alles an Dir geliebt, jeden Teil Deines Körpers, einschließlich Deiner Ausscheidungen. Du wußtest, daß Du vollkommen bist."

„Mein größter Lehrmeister ist das Spielen mit Kindern"

Zhang Hoda, Wayfarer of the Infinite, taoistischer Meister

DIE INDIGO-KINDER

Menschen strahlen mit unterschiedlicher Intensität und in unterschiedlichen Farben Licht aus. In den 70er Jahren wurde diese spektrale Verteilung gemessen und in vielen tausenden Experimenten bewiesen. Die Hauptfarben Rot, Orange, Gelb, Grün, Blau, Indigo und Violett sind nur ein Teil des gesamten elektromagnetischen Spektrums, das uns umgibt. Indigo-Kinder haben viel indigo-blau in ihrer Aura. Das Phänomen ist seit 1975 dokumentiert, wobei auch in den 60er Jahren frühe Indigo-Kinder geboren wurden. Die Stärken des Indigo-Kindes sind seine Natur-Liebe, seine Loyalität gegenüber der Familie, seine Lern- und Wissbegierigkeit und sein Mitgefühl mit jedem in der Familie. Seine Schwächen sind eine ausgeprägte Überempfindlichkeit, eine Tendenz zum Einzelgängertum, Hyperaktivität und Unkonzentriertheit, die Neigung, Menschen und Situationen zu idealisieren und in einer eigenen Traumwelt zu leben.

Indigo-Kinder lassen sich schwer führen und erziehen und fühlen sich meistens nicht verstanden und anerkannt. Sie sind höchst sensitiv und zeichnen sich durch ihren Kampfgeist aus, die alten, nicht mehr funktionierenden Systeme zu durchbrechen.

DIE KRISTALLKINDER

Seit Mitte der 90er Jahre gibt es Berichte und Literatur über die Kristallkinder. Ihre Aura schillert in Pastelltönen, ähnlich wie die Lichtbrechungen in einem Bergkristall.

Kristallkinder sind höchst sensitiv und mitfühlend, sie haben eine starke Verbindung zur Natur und zu Tieren, sind meist künstlerisch hochbegabt und sehr kreativ.

Sie fangen spät an zu sprechen und haben einen Blick von außergewöhnlicher Intensität. Sie sind sehr zärtlich, ausgeglichen und liebevoll. Da sie sehr spät, oft erst mit 3 oder 4 Jahren zu sprechen beginnen, stempeln sie Lehrer oder Mediziner als „anormal" oder gar autistisch ab. Ein autistischer Mensch redet nicht, weil ihm der Kontakt mit anderen gleichgültig ist – Kristallkinder sind jedoch sehr mitfühlend und zärtlich. Es bedarf viel Verständnis der Eltern und Lehrer, die Talente dieser Kinder zu fördern. Schulen, die sich besser auf die individuelle Förderung der Indigo- und Kristallkinder einstellen können, sind Montessori- und Waldorfschulen.

DIE REGENBOGENKINDER

Es gibt erste Berichte über eine weitere neue Generation von Kindern, die Regenbogenkinder genannt werden und seit der Jahrtausendwende dokumentiert sind. Zumeist sind Ihre

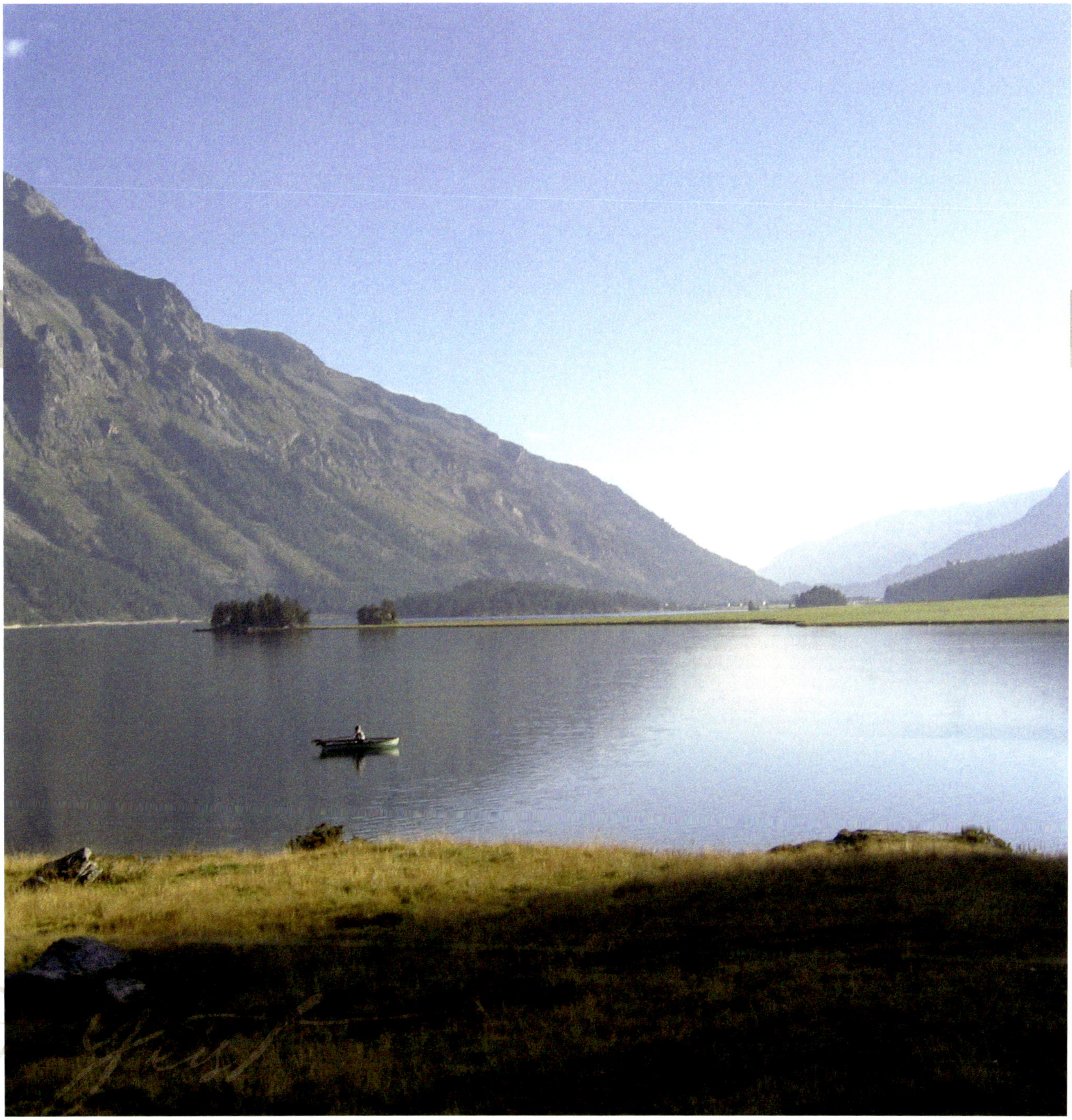

Foto Volker Lauterbach

Eltern Indigo-Persönlichkeiten. Diese Kinder sind selbstbewusst, ohne aggressiv zu sein, sie sind ein Spiegel alles Liebevollen. Sie sind nicht mehr anfällig für Allergien und Hautausschläge wie Kristallkinder und können trotz ihrer Empfindsamkeit in der Welt leben, ohne von ihr aus dem Takt gebracht zu werden.Osteopathen können mit craniosakralen Behandlungstechniken den Indigo-Kindern und Kristallkindern helfen, zu einer besseren Körperbalance zu kommen und Hyperativität oder extreme Sensitivität ins Gleichgewicht zu führen. Suchen Sie vertrauensvoll Ihren Osteopathen auf. Eine weitere komplementäre Behandlungsmethode ist die Bachblütentherapie, die gerade bei Kindern sehr gut anspricht. Diese sanfte Therapieform sorgt für ein harmonisches Gleichgewicht.

DIE ENERGIE DER NATUR

Der Mikrokosmos des Menschen, der Pflanzen, der Tiere und aller Lebewesen auf der Erde gehört zu den faszinierendsten Forschungsgebieten der modernen Wissenschaften. Auch die Erde selbst und die in ihr herrschenden geomantischen Energien sind neue Aufgabengebiete der naturwissenschaftlichen Forschung.Die Wissenschaft benennt die kleinste Ursprungsform aller Materie „Quarks", als Teile von Atomen. Diese Quarks, wie die Wissenschaft erkannte, haben keine direkte feste Form, die ausschließlich nur feste Materie ist. Quarks können sich wie feste Formen zeigen, können sich aber auch in einen Zustand lösen, den man „Energiewellenzustand" nennt.

Jede scheinbar feste Materie, alles Grobstoffliche, ist nur eine Zentrierung und Verdichtung von Energiewellen.

Machen Sie sich das bewußt: jede Planze, jedes Lebewesen, jeder Stein, jeder Mensch besteht in seiner kleinsten meßbaren Einheit aus Quarks und somit aus Energiewellen. Nochmal: jede scheinbar feste Materie ist nur eine Zentrierung von Energiewellen. In jedem Fluss, jedem Ozean, jeder Wasserpflanze, jedem Stein, jedem Baum sind Atome und Quarks, die gleichwertige Energieformen enthalten, wie im menschlichen Körper: Energiewellen.

Es gibt eine Einheit in der Natur unseres Planeten – eine Einheit im kleinsten Aufbau von Materie.

Was ist nun Bewusstsein? Sind Tiere bewusst? Ist nur der Mensch bewusst? Viele Wissenschafter und zeitgenössische Philosophen dikutieren es heute so kontrovers, wie zu Zeiten Platos. Handeln Tiere nur instinktiv oder sind alle Lebewesen mit einem Bewusstsein ausgestattet, das wir Menschen nicht kennen? Religiöse Denkweisen und die verschiedenen philosophischen Denkschulen haben Ihre Überzeugungen. Die moderne Wissenschaft hat das Problem, dass sie alles experimentell nachprüfen muss, um ihre Vorgaben zu erfüllen: die Glaubwürdigkeit und Verifizierbarkeit der Erkenntnisse. Sobald die westliche Wissenschaft das Bewusstsein ausserhalb der materiellen Welt ansiedelt, gerät sie in eine komplexe Mystik, die empirisch nicht nachprüfbar ist. Aus Sichtweise der westlichen Kultur entwickelten sich am Anfang des Universum nach Jahrmilliarden eines strudelnden Chaos aus Materie und Energie die ersten Formen des Lebens. Die Sichtweise der östlichen Philosophien und vieler Religionen hat am Anfang das Bewusstsein und den Geist. Die Materie und Energie sind aus ihrer Sicht nur komplizierte Gedanken bewußt denkender Wesen. Als mit der Quantenmechanik der duale Charakter des Lichts als gegeben fest-gestellt wurde – Licht besteht entweder aus einem Strom von Teilchen (Photonen) oder aus einer Schwingung (Lichtwellen), offenbarte sich ein essentieller Zusammenhang zwischen Materie und Bewusstsein. Teilchen des Lichts entscheiden sich erst dann, wohin sie streben oder von wo sie kommen, wenn ein bewusst wahrnehmender Beobachter sie dazu zwingt. Die Wissenschaft erkannte, dass diese Teilchen erst von dem Augenblick an existieren, in dem wir sie bemerken. Das Bewusstsein ist zuerst da, die Materieteilchen des Lichts danach. Somit bewegte sich die westliche Wissenschaft auf die östliche Philosphie und auf die Weltreligionen zu. Fakt ist, das Bewusstsein, Materie und Energie untrennbar verbunden sind. Die Frage muss gestellt werden, ob die Natur der Erde und der Planet Erde bewusst handelt und bewusst ist? Jedes Atom, jedes Quarks-Teilchen der Natur besteht aus denselben Energiewellen wie das Neuronen-Gehirn des Menschen, das unser Bewusstsein schaltet. Die Atome eines Baumes mögen sich nicht bewusst sein, dass sie Teil eines Baumes sind – dennoch könnten sie sich bewusst sein, dass sie existieren, dass sie sind.

Ist Bewusstsein also das Wissen um Existenz, nicht das Wissen um die Form der Existenz?

Wenn Evolutionstheoretiker und Philosophen heute lehren, dass nur durch den bewusstwerdenden Menschen die Evolution vorangetrieben wird, dann fehlen Erkenntnisse über das Bewusstsein der Natur. Atome verändern, erneuern und lösen sich auf in einem ewigen Kreislauf und bewirken somit ständige Erneuerung. Das passiert im menschlichen Körper, wie in den Gesteinsschichten der Erde. Atome verbinden sich zu neuen Zellstrukturen und diese Fähigkeit ermöglicht es, neue Materie zu bilden.

Es ist der ständige Wandel der Materie und der Energiewellen, der Evolution genannt wird. Der Motor der Evolution ist der Wandel. Die Natur unseres Planeten und die Erde selbst sind im steten Wandel begriffen. Die Natur macht es uns in ihrem Mikrokosmos vor, dass Wandel aktiv zu passieren hat, und sie tut es in einer Leichtheit, da sich alles Lebendige daran beteiligt. Was wir Menschen daraus lernen können, ist die Angst zu überwinden vor dem Wandel – wenn diese Angst weg ist, dann wird das unmöglich Erscheinende durch Leichtigkeit getragen und verwirklicht. Es arbeiten dann mehr und mehr Menschen an der Umsetzung des Zieles und das Gerüst wird immer stabiler und gleichzeitig leichter für den einzelnen. Wir Menschen sind Teil dieses Evolutionsprozesses, der nur im Einklang mit der Natur geschehen kann. Zum Wohl des Ganzen beizutragen, bedeutet gemeinsam mit der Natur zu handeln. Nicht nur der Mensch ist an der Spitze der Evolution, das Neue und der Wandel passieren überall am Planeten in jeder Sekunde der Erde, seiner Pflanzen, Tiere, Lebenwesen, Ozeane und Gesteinsschichten.

DIE NEGATIVEN ENERGIEN

Negative Energien sind die Energieräuber unseres Lebens. Sie begegnen uns tagtäglich und es liegt an Ihnen, sich gegen diese negativen Energien zu schützen. Sie können diese Energien in positive umwandeln, wenn Sie Ihr Leben und Ihre Umwelt bewusst ändern. Sie haben es in der Hand, in Ihrem Geist, in Ihrem Bewusstsein und in Ihrem Körper. Die Liste der negativen Energien ist lang:
Angst, Ärger, berufliche und finanzielle Sorgen, chaotische Lebensverhältnisse, Existenzängste, Stress, schlecht gelaunte Kollegen, sinnlose Arbeiten, sportliche oder berufliche Niederlagen, Frust und Depressionen, private Enttäuschungen, Liebeskummer, mangelndes Selbstbewusstsein, Missverständnisse, Reizüberflutung, Streit, Langeweile, Arroganz und Ignoranz und vieles mehr.

DAS BURNOUT-SYNDROM

Der Energie-Kollaps, den es auf jeden Fall zu vermeiden gilt. Es beginnt mit dem vagen Gefühl, dass etwas nicht mehr in Ordnung ist. Und endet dann damit, das nichts mehr geht, nichts interessiert uns mehr. Wir wollen nichts mehr hören oder sehen. Wir haben alles satt: die Arbeit, die

Kollegen, die Familie, das ganze Leben. Wir fühlen uns nutzlos, traurig, depressiv, innerlich leer und brechen bei jeder Kleinigkeit in Tränen aus. Das sogenannte „Burnout-Syndrom" ist längst nicht mehr nur auf berufliches Ausgebranntsein beschränkt, auch Leistungssportler und Weltklasseathleten sind davon betroffen. Es kann jeden treffen – den Manager, die Hausfrau, den ambitionierten Jungunternehmer, die idealistische Krankenschwester. Zumeist sind es leistungsbereite Menschen, die ein sehr hohes Verantwortungs- und Pflichtbewusstsein haben.

Verheizen Sie Ihre Energie nicht, verheizen Sie Ihr Leben nicht. In der Ruhe liegt die Kraft. Gönnen Sie sich täglich Entspannung und treiben Sie in Phasen der extremen beruflichen Anspannung bewusst Sport, ohne sich zu überfordern. Trainieren Sie im Stoffwechselbereich (Pulsfrequenz zwischen 120 – 135) und genießen Sie Sport, ohne sich zu überanstrengen.

BEWEGUNGSMANGEL

Sie sitzen von 9 – 18 Uhr und länger am Schreibtisch, starren in Ihren Computer und sitzen in einem Büro ohne Fenster oder Frischluft? Sie brauchen Bewegung, um Ihrem täglichen Trott zu entkommen. Es mag paradox klingen, aber gerade wenn Sie abends schlapp sind, müde und ausgebrannt, kann leichtes Laufen oder Walken Ihre Batterien wieder aufladen und den Kopf freimachen.

Laufen Sie Ihrer Müdigkeit davon, auch wenn die ersten paar hundert Meter mühsam sein werden. Nach dem Laufen/Walken duschen Sie und relaxen für eine halbe Stunde. Danach sind Sie fit für Ihre Familie, Ihrem Partner oder sinnvolle Freizeitgestaltung. Versuchen Sie an festen Tagen in der Woche diesen Rhythmus zu leben, er beschert Ihnen frische Energien und verhindert Burnouts. Ein Spaziergang nach der Arbeit in der frischen Luft bringt ebenfalls Ihre verspannten Glieder wieder in Schwung. Nehmen Sie sich gute Jogging- oder Walkingschuhe mit in die Arbeit und gönnen Sie Ihren Gelenken und Ihrer Wirbelsäule ein passendes Traningsgerät. Ihre Businness-Schuhe packen Sie in die Tasche, wenn Sie einen Spaziergang machen. Gerade Frauen ist zu empfehlen, auch mal bequeme Turnschuhe im Job zu tragen.

Entspannen Sie im Frühjahr und Sommer nach getaner Arbeit im Park und lassen Sie die Seele baumeln. Oder fahren Sie abends noch an den See oder ins Freibad und schwimmen ein paar Runden. Im Herbst und Winter empfehlen wir Joggen / Walken in freier Natur mit entsprechend warmer Wintersportkleidung, um sich vor Erkältungen zu schützen. Schützen Sie vor allem Ihre Nieren und tragen Sie bei klirrender Kälte Ski-Unterwäsche. Auch wenn Sie spät aus der Arbeit oder von Geschäftsterminen kommen - eine halbe Stunde joggen oder walken um 22 Uhr ist wertvoller für Ihren Organismus als die übliche „Horizontale" vor dem Fernseher. Wir Menschen sind nunmal für Bewegung geschaffen. Wir missbrauchen unseren dynamischen Bewegungsapparat, wenn wir uns allzu sehr schonen und faul sind. Nur durch Bewegung kann das Herz-Kreislauf-System optimal funktionieren. Planen Sie in Ihrem Alltag Bewegung ein – ob im Fitnessstudio oder in der freien Natur – in der Regelmäßigkeit liegt der Erfolg für Ihren Körper, Ihre Seele und Ihren Geist. Sie sind besser gewappnet, um berufliche oder private Herausforderungen zu bestehen und ein Burnout-Syndrom zu verhindern.

STRESS

Stress ist die körperliche Antwort auf Außenreize, Wenn der Puls rast und der Atem stockt – das sind Stressreaktionen, die Sie auch erleben, wenn man verliebt ist. Positiver Stress (Eustress) wie Liebe, Freude und Lust produziert vermehrt unser Stresshormon Adrenalin im Blutkreislauf, um alle

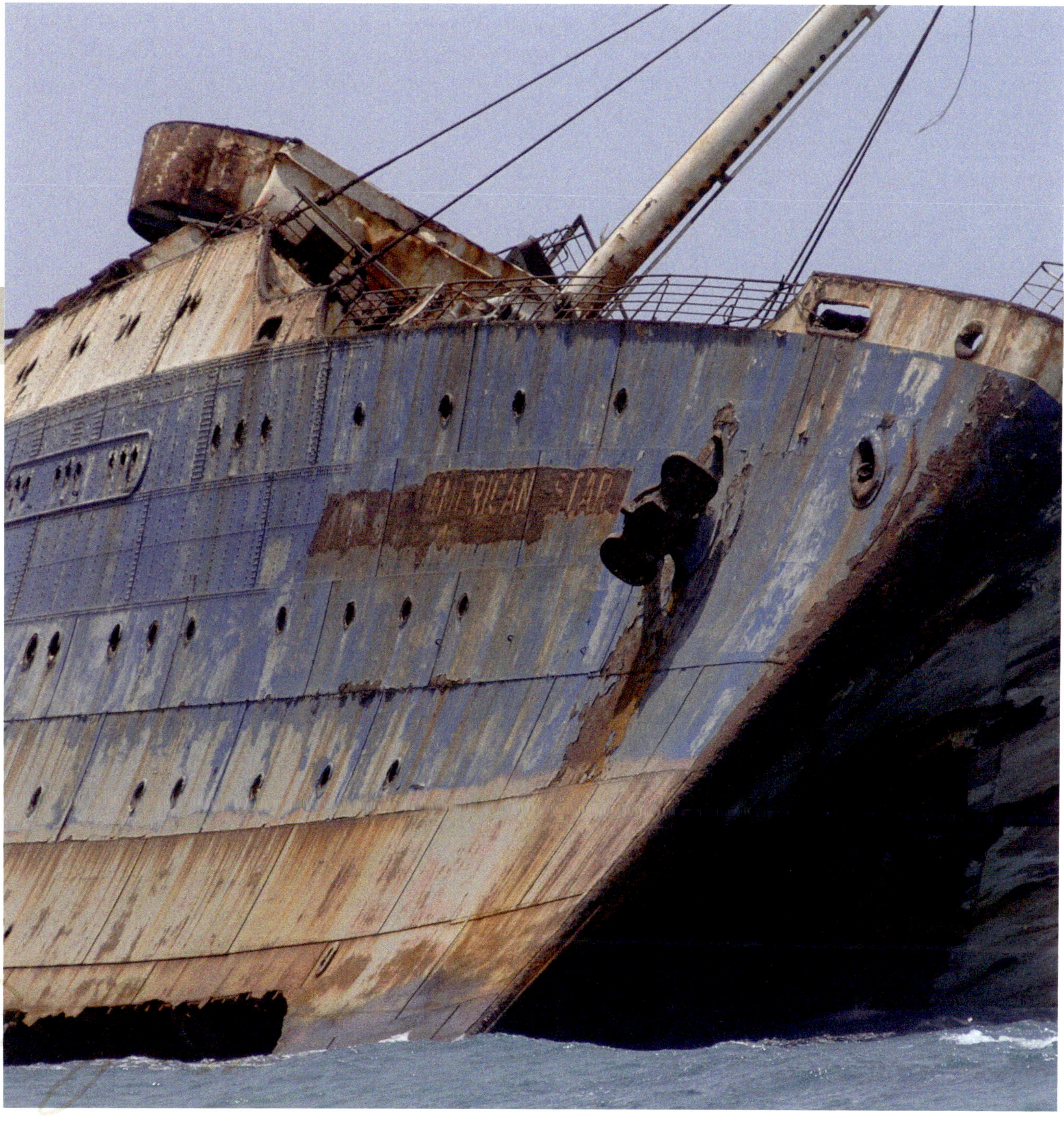
AMERICAN STAR

Körperreserven zu mobilisieren und uns in der Situation leistungsfähiger zu machen. Positiver Stress macht uns aktiv. Extremsportler bewältigen Extremsituationen mit dem Adrenalin im Blut. Doch negativer Stress, der sogenannte Distress, also Situationen, die bedrohlich oder einschränkend für unser Wohlbefinden sind, ruiniert auf Dauer unsere Gesundheit.
Die typischen beruflichen Stressfaktoren sind totale Überlastung oder Unterforderung am Arbeitsplatz, schlechtes Arbeitsklima, Mobbing und Konkurrenzdruck. Private Stressfaktoren sind Lebens- und Sinnkrisen, Trennung, Scheidung oder Einsamkeit, sexuelle Schwierigkeiten, Geldsorgen, Druck durch Banken oder Kreditgeber, Insolvenz.

Lernen Sie den richtigen Umgang mit Stress.

Bewerten Sie künftige und aktuelle schwierige Aufgaben und Situationen als interessante, spannende Herausforderung.

Korrigieren Sie Ihre Gewohnheiten und Muster: „Ich muss das unbedingt heute Nacht noch aufarbeiten..." „Ich habe Angst, meinen Job zu verlieren und arbeite doppelt so hart".

Denken Sie positiv und seien Sie selbstbewußt. Manche Arbeit können Sie morgens besser machen. Haben Sie keine Angst vor dem Verlust Ihres Jobs, denn das stresst ungemein. Sie finden eine neue Arbeit und neue Herausforderungen, sollte der Fall einer Kündigung eintreten. Sehen Sie Ihr Leben als Chance, Neues zu lernen.

Finden Sie Ruhe und bewerten Sie die Situation neu. Ein Lächeln zu sich selbst und zur angespannten Situation hilft Ihnen stressige Situationen zu überwinden.

Lernen und üben Sie Entspannungs- und Meditationstechniken (siehe Kapitel 7 „Übungen zur Organ-Mobilität", Seite 132)

ANGST

Angst ist einer der größten Energieräuber unserer Zeit. Angst ist etwas anderes als Furcht. Furcht ist konkret und direkt zu benennen. Angst dagegen kann in unserem Unterbewusstsein festgefahren sein. Irrationale Ängste können unser neurotisches Grundgefühl stören und bringen körperliche und hormonelle Prozesse aus dem Gleichgewicht. Die Leistungsfähigkeit und gesamte Lebensqualität wird stark beeinträchtigt.

Lernen Sie von Leistungssportlern, die oft permanent Ihre Ängste überwinden müssen. Der Österreicher Prof. Baldur Preiml, selbst Bronzemedaillen-Gewinner bei Olympia 1968 im Skispringen, hat sich bereits in den späten 70er Jahren mit mentalem Training und Meditationstechniken beschäftigt und im deutschsprachigen Raum erstmals Leistungssportler mit Hilfe solcher Methoden auf die Wettkämpfe vorbereitet. Überwindung der Angst spielt beim Skispringen und Skifliegen eine entscheidende Rolle: „Ich bin Skispringer geworden, weil ich solche Angst hatte. So paradox das auch klingen mag. Ich bin auf diese Angst als junger Mann zugegangen und hab sie abgelegt durch das Skispringen. Durch die Überwindung in meinen Gegenpol abzusteigen, also meine Angst zu bekämpfen, habe ich großen Gewinn für meine Seele verbuchen können. Wenn man das schafft, dann entsteht jene Liebe zum Sport, jene innere Freude, die so wichtig ist für den Erfolg im Spitzensport."

Sie können lernen, mit Ihrer Angst umzugehen und sie zu kontrollieren und zu überwinden.

- Geben Sie zu, dass Sie Angst haben. Das ist der erste Schritt, um Angst zu bewältigen.
- Testen Sie sich langsam an Angstsituationen heran
- Lösen Sie Ihre Ängste auf, und zwar vom Einfachen zum Schweren. Sie gehen im Geist die Situationen durch, d.h. Sie denken positive Gedanken, dass Sie diese Momente der

Angst auch bewältigen werden
- Lachen Sie über Fehltritte. Humor hilft über Versagensängste hinweg
- Visualisieren Sie die Situation und lernen Sie, durch Atem Körper, Geist und Seele ins Gleichgewicht zu bringen Medidationstechniken (siehe Kapitel„Übungen zur Organ-Mobilität“, Seite 132)

„Ich kann nicht verstehen, warum Menschen vor neuen Ideen Angst haben. Ich habe Angst vor den alten Ideen“

John Cage (1912-1992), US-amerikanischer Komponist

Machen Sie sich bewußt, dass niemand Macht über Sie hat, nur Sie selbst haben Macht. Aber Sie können es anderen Menschen möglich machen, dass sie Macht über Sie gewinnen, wenn Sie die Macht aus der Hand geben. Das passiert durch Ihr Verhalten, durch Ihre Überzeugungen, durch Ihre Ängste. Wenn Sie also in Ihren Gedanken das Bild erzeugen, dass der andere Macht über Sie hat, dann wird diese Person diese Macht ausnützen.

Wenn Sie Angst haben, einem Menschen zu begegnen, der Sie verletzen wird, dann schaffen Sie in Gedanken diesen Menschen. Es sind die bewußten und unbewußten Gedanken, die Ihr Leben gestalten. Hinterfragen Sie Ihre Überzeugungen, Ihre Gedanken. Welche Ängste treten immer wieder auf? Befreien Sie sich von diesen Ängsten, gehen Sie auf diese Angst Schritt für Schritt zu. Haben Sie Vertrauen in sich selbst und Ihre Fähigkeiten.

„Die Zukunft beunruhigt uns – die Vergangenheit hält uns fest. Deshalb entgeht uns die Gegenwart.“

Gustave Flaubert (1821-1880), französischer Schriftsteller

ÄRGER

Denken Sie mal nach, an wievielen Tagen in Ihrem bisherigen Leben Sie sich geärgert haben? Bei den meisten Menschen sind es zu viele Tage voll Ärger. Ärger kostet unverhältnismäßig viel Energie und ist die Diskrepanz zwischen Erwartung und Wirklichkeit. Wir haben gewisse Erwartungen, wie was, wann und wo passieren soll. Wenn die nicht erfüllt werden, dann ist der Ärger oft unvermeidbar.

Wieder spielen die feinstofflichen Energien des Geistes eine Rolle bei der Bewältigung von Ärger. Eine Wirklichkeit, die Sie als ärgerlich und negativ empfinden, können Sie mit einer anderen Haltung schon nicht mehr so ärgerlich oder negativ erleben. Überlegen Sie, was Sie ändern müssen, welche Möglichkeiten und Vorstellungen es in Ihrem Geist gibt, damit Sie die Menschen, die Sie ärgern, nicht mehr als Feinde oder als Enttäuschung wahrnehmen. Überlegen Sie, welchen Anteil Schuld Sie selbst haben – und vermeiden Sie diese Schuld in künftigen Situationen. Je mehr Möglichkeiten und Vorstellungen für eine positive Änderung Sie im Geist erschaffen, desto eher kann sich auch im wahrem Leben eine Änderung ermöglichen.

Verändern Sie den Blickwinkel und Ihre Gewohnheiten und verhindern Sie so alltägliche Ärgernisse:

Lassen Sie sich nicht alles gefallen. Niemand hat Macht über Sie. Nur Sie haben Macht über das, was Sie tun. Wehren Sie sich rechtzeitig, um groben Ärger zu verhindern.

Lassen Sie kleinkarierte Ärgernisse ins Leere laufen und vermeiden Sie intensiven Kontakt mit Stimmungskillern und Dauer-Pessimisten.

Halsen Sie sich nicht zuviel auf. Wenn sie überlastet sind, werden Sie reizbarer und ärgern sich leichter.

Lächeln Sie zu sich und in Ihr Innerstes oder lachen Sie laut und befreiend.

Ärgern Sie sich nicht über Kleinigkeiten. Alles was Sie nicht umbringt, sind Kleinigkeiten.

Lenken und kontrollieren Sie Ihren Ärger. Atmen Sie tief durch, anstatt loszubrüllen und den Ärger in sich reinzufressen.

- - 4 Legen Sie langsam die Hände ineinander und denken Sie an schöne Momente, an schöne Orte, oder an positive Emotionen.

Suchen Sie körperliche Aktivität. Das reinigt den Geist von negativen Emotionen.

Suchen Sie das Gespräch mit einem vertrauten Dritten.

Suchen die Aussprache mit dem Betroffenen nur unter vier Augen. Konfrontieren Sie diese Person mit Ihren Gefühlen und überlegen Sie vorher, was Sie sagen. Reden Sie ruhig und klar, seien Sie besonnen.

CHAOS IM ALLTAG

Die Organisation des Alltags, das heißt Job, Familie, Privatleben, Freizeit bedarf in unserer Zeit einer organisierten Zeitplanung. Die mobile Kommunikation hat uns Menschen immer und überall erreichbar gemacht und somit wenden wir oft mehr Zeit denn je am Mobiltelefon oder mit emails auf. Wenn man dann immer dem Zeitplan hinterher läuft, kommt man unweigerlich unter enormen Druck, was sehr viel Energie kostet. Dazu kommen private Verpflichtungen, Famile, Partner/in und Freunde, die auch erwarten, dass man für sie da ist.

Einige Grundregeln helfen Ihnen, Chaos zu verhindern und Herr der Situation im Alltag zu sein:

- Erledigen Sie wichtige Angelegenheiten sofort
- Waschen Sie das Geschirr sofort nach dem Essen ab, Ihr Partner / in oder Mitbewohner / in wird's Ihnen danken
- Kommen Sie innerhalb von 48 Stunden ins Handeln, sonst vergessen Sie oder verschieben Sie weiter
- Notieren Sie sich Ihre beruflichen und privaten Termine im Timer, Computer, Notebook oder PDA
- Notieren Sie sich am Vorabend die wichtigsten Erledigungen des nächsten Tages

Sagen Sie Nein, wenn Sie nicht ja sagen wollen. Wer sich alles aufhalsen lässt und niemandem einen Gefallen abschlagen lässt, der wird irgendwann ausgenützt werden.

Wenn Sie Nein sagen, dann freundlich, aber bestimmt. Ihre Körpersprache muss Entschlossenheit ausdrücken. Lassen Sie bloß keinen JEIN-Eindruck zu. Versuchen Sie, Ihr Leben zu vereinfachen und befreien Sie sich von Ballast. Denn je mehr Sie sich aufladen an Arbeit, an Besitz, an Verpflichtungen, umso mehr potenzielle Ärger- und Fehlerquellen tun sich auf und es entsteht Chaos.
Wenn Sie als Unternehmer/in tätig sind, dann überprüfen Sie die Loyalität Ihrer Mitarbeiter. Um Ihr Produkt erfolgreich zu verkaufen, bedarf es eines homogenen Teams, das an einem Strang zieht. Delegieren Sie und kontrollieren Sie die Arbeitsprozesse, motivieren Sie Ihre Mitarbeiter und schaffen Sie gleichzeitig eine Basis für Vertrauen und Authorität. Das schafft Ordnung und verhindert Fehlerquellen, die nur zum Chaos führen, das Sie als Unternehmer ausbaden müssen. Sie können das beste Produkt am Markt anbieten, wenn Ihr Team nicht homogen ist, dann wird Ihr

Unternehmen aus der Balance kommen und Sie als Chef/in mit enormen Stress und Chaos fertig werden müssen.

FALSCHE ERNÄHRUNG & GENUSSGIFTE

Fehlende Ausdauer, Müdigkeit, mangelnde Konzentrationsfähigkeit und geringe Leistungsfähigkeit sind vielfach die Folge schlechter Ernährung. Was wir essen und wieviel, ist entscheidend für unser Energieniveau. Mehr dazu im Kapitel 5.

ELEKTROSMOG & ELEKTROMAGNETISCHE FELDER

Im Europa des Jahres 2007 verwenden 85% der Einwohner ein Mobiltelefon, 1.6 Milliarden sind es weltweit, jeder vierte Erdbürger. 500 Millionen Menschen gehen weltweit bereits über eine wireless, also kabellose Verbindung ins Internet, die Zahl steigt jährlich um 50%. Es gibt mittlerweile mehr als 10.000 Studien zu biologischen und gesundheitlichen Auswirkungen hochfrequenter elektromagnetischer Felder des Mobilfunks. Die Forscher und Wissenschafter sind uneins und in einen heftigen Streit verwickelt. Die EU hat die sogenannte REFLEX-Studie finanziert, an der zwölf Forschergruppen aus sieben europäischen Ländern über 4 Jahre beteiligt waren. Die Münchener Stiftung Verum unter der Leitung von Prof. Dr.med Franz Adlkofer hat die Studie geplant, organisiert und koordiniert. Ein Industrieunternehmen hat sich an dem Projekt nicht beteiligt. Im Jahre 2003 wurden die Ergebnisse auf einem Kongress auf Hawaii vorgestellt:
„Elektromagnetische Felder (EMF) des Mobilfunks unterhalb der geltenden Sicherheitsgrenzen sind fähig, in bestimmten, aber keinesweg allen lebenden Zellen DNS-Strangbrüche zu erzeugen. Es ergibt sich ferner, dass EMF unterhalb der geltenden Sicherheitsgrenzen fähig sind, in verschiedenen Zellsystem die Gen- und Proteinexpression zu modifizieren."
Die Forschungen waren auf menschliche Zellen reduziert, der Beweis am lebenden Organismus Mensch und mögliche Folgen wie die Entstehung chronischer Krankheiten steht im Mittelpunkt der künftigen Forschung. So lange die Erkenntnislage unzulänglich bleibt, sprechen die REFLEX-Studiendaten dafür, dass das Vorsorgeprinzip zum Schutze der Bevölkerung von den Entscheidungsträgern in Politik und Industrie anerkannt werden sollte.

Die elektromagnetische Strahlenbelastung durch Mobiltelefone und Wireless-Lan Internet-Verbindungen ist in den letzten jahren exponentiell drastisch gestiegen. Als Folge wird eine erhöhte Sensibilität bei Patienten von vielen Osteopathen beobachtet. Die EMF-Felder tragen zur täglichen Stressbelastung bei.

Viele Menschen sind mit dieser Sensibilität völlig überfordert und aus Ihrem Gleichgewicht gebracht.

Manche haben Kopfschmerzen, andere Schwindelgefühle, leiden unter Erschöpfung oder Depressionen – und viele spüren, dass Konzentration und Energielevel sinken.

In der etwa 500.000 Jahre alten Geschichte des Menschen als „Homo sapiens" wird er nun zum ersten Mal in seiner Evolution binnen weniger Jahre mit hohen Dosen elektromagnetischer Strahlung bombardiert. Die EMF Strahlung ist heute 100 Millionen Mal höher als zu Zeiten unserer Großväter. Die nahe Zukunft wird zeigen, wie der Mikrokosmos des menschlichen Körpers auf diese Belastung reagieren wird.

DIE BEHARRENDEN KRÄFTE

Wir leben in einer Zeit, in der sich die Welt immer schneller verändert. Die moderne Kommunikation hat die verschiedenen Rassen, Kulturen und Kontinente in ein Dorf verwandelt und gezeigt, dass wir in einer sehr kleinen Welt leben. Vor 200 Jahren, noch vor 50-60 Jahren, war vieles vorhersehbar. Der Eltern hatte eine sehr genaue Vorstellung davon, wie die Kinder mal in den kommenden Jahren leben würden. Das hat sich grundlegend gewandelt. Die Sinnfragen des Lebens können vielfach nicht mehr beantwortet werden. Wer definiert den neuen Weg, den neuen Sinn? Es liegt immer am einzelnen selbst, diesen Weg zu gehen, den Sinn zu erkennen und aktiv mitzugestalten und aktiv den Wandel voran zu treiben. Leider haben die meisten Menschen nicht den Mut, neu zu definieren, was der Weg und was das Ziel ist. Sie halten am „Rockzipfel" ihrer Mütter fest und geben sich einer Illusion der Sicherheit hin. Sie verharren in der Vergangenheit, denn die Tradition sagt: „Das muss so geschehen, weil die Dinge so in der Vergangenheit geschehen sind". Und für viele Menschen, denen es an Mut mangelt, ist es einfacher, sich in der Vergangenheit zu verstecken. Damit tragen Sie aber unbewusst zur Zerstörung menschlichen Zusammenlebens bei und zu Konfliktsituationen zwischen Kulturen, Staaten und Religionen.

Verwechseln Sie nicht die Pflege von kulturellen oder religiösen Traditionen mit den beharrenden Kräften der Gesellschaft. Gerade die Entscheidungsträger in den bevölkerungsreichen Industrienationen beharren an den althergebrachten Strukturen der Gesellschaft, der Wirtschaft, der Industrie, selbst im Sport und in der Kultur. Veränderung und Aufbruch werden als Schnee von gestern abgetan und nur in den Schwellenländern akzeptiert. Starre heisst Lähmung für die gesellschaftlichen und wirtschaftlichen Möglichkeiten eines Landes und ist leider tief in den Verhaltensmustern der Wirtschaftsbosse und Politiker gemeißelt.

Die beharrenden Kräfte lähmen die geistigen, intellektuellen und politischen Führer vieler Länder, sich einer Selbstreflexion der Handlungen zu unterziehen und Wandel zuzulassen.

Die Angst vor Veränderung, die Angst vor der Zukunft, die Emotionen der Unsicherheit gepaart mit Unwissen führen zu einem Rückschritt im Zusammenleben der Völker und Nationen. Neue Konfliktherde entstehen verursacht durch das Unverständnis, die Ignoranz, die Arroganz, die verkrusteten Denkweisen und das Unwissen über die jeweiligen Traditionen des anderen.

Der Amerikaner Ken Wilber gilt als „Einstein" der Bewusstseinsforschung und als der bedeutendste Vorreiter und Denker der integralen wissenschaftlichen Schulen. Seine Lehren umfassen die Physik, die Biologie, die Psychologie und die Mystik. Auch Wilber sieht die gegenwärtige Weltsituation aus den Fugen geraten. Er spricht von verschiedenen „Stadien", d.h. verschiedenen Blöcken von Menschen auf der Welt, die auf jeweils verschiedenen Bewusstseinsebenen operieren. Zurzeit gibt es die unglückliche Situation, dass es große Blöcke gibt, die mythisch-fundamentalisitsch sind, große Blöcke, die magisch-tribalistisch sind und große Blöcke, die rational-industriell sind. Alle diese Blöcke glauben felsenfest daran, dass die eigene Sicht der Dinge die einzig Wahre ist. Auf diesen drei Ebenen gibt es keine Möglichkeit, Probleme zu lösen. Ausser mit den spezifischen Waffen, die zu diesen Blöcken gehören.

Wandel kann und wird laut Wilber nur geschehen, wenn es gelingt, das 20% der westlichen Kulturen und Bevölkerung in die integrale Stufe wechseln und Schritt für Schritt in führenden Positionen gelangen. Diese integrale Stufe ist ein neues Evolutionsstadium, das sich im Laufe der Evolution von selbst einstellen wird. Wilber sieht in den neuen Kindern und Jugendlichen die stärkste Kraft des Wandels. Viele von Ihnen kommen bereits mit einem integralen Bewußtsein zur Welt, das die Probleme der Welt viel effizienter und vor allem gewaltlos ändern wird. Es ist ein Auftrag an die heutigen Generationen, den Kindern und Jugendlichen unserer Zeit Gehör zu schenken,

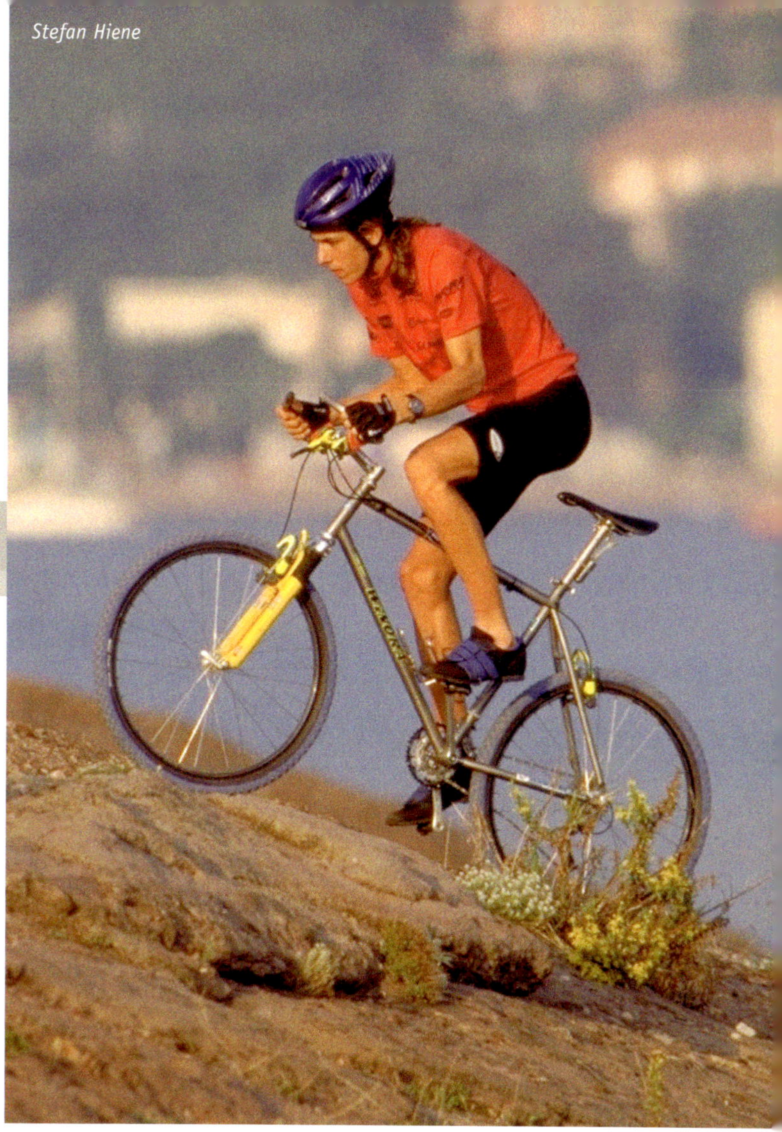

um die Starre der beharrenden Kräfte und die festgefahrenen Blöcke zu lösen.

Die Natur macht es uns vor. Der Wandel ist die Konstante des Gleichgewichts und allen Lebens.

Atome, Zellen und jede Form von Materie wandeln sich permanent. Jeder einzelen Mensch kann bewusst beginnen, an dem Wandel teilzunehmen. Lösen Sie sich von Überzeugungen, hinterfragen Sie Ihre Denkmuster und Denkweisen und nehmen Sie aktiv am Wandel der Zeit teil. Geben Sie Ihrem Leben Inhalt und Tiefe, geben Sie Ihren Kindern Ihre Erfahrungen weiter und führen Sie sie sanft in die Zukunft der Selbstständigkeit und Freiheit. Werden Sie flexibler im Geist und in Ihrer Denkweise, lösen Sie sich von Dogmen und Überzeugungen, die nur zu Wiederholungen Ihrer Lebensereignisse führen. Fassen Sie den Mut, ein Bewusstsein für Wandel aufzubringen. Der Ruf der Evolution verlangt einen konstanten Wandel. Wir bewegen uns immer in Richtung Neuem. Es ist einfach: Konzentrieren Sie all Ihre Erfahrungen und Erlebnisse der Vergangenheit in Ihrer Gegenwart und lernen Sie daraus, Ihren neuen Weg zu gehen, aktiv am Wandel der Zeit teilzunehmen. Jeder Gedanke kann schon eine Veränderung bewirken. Übernehmen Sie Verantwortung für den Wandel innerhalb Ihres Lebens und Wirkungsbereichs.

Werden Sie sich abschließend bewusst:
negative Energien und beharrrende Kräfte sind immer schwächer als positive Energien. Postive Energien haben die Macht, negative Energien zu löschen und in noch größere positive Energie umzuwandeln. Beharrende Kräfte sind negative Energieformen, die langfristig weitaus weniger Macht haben, als die positiven Kräfte des Wandels.

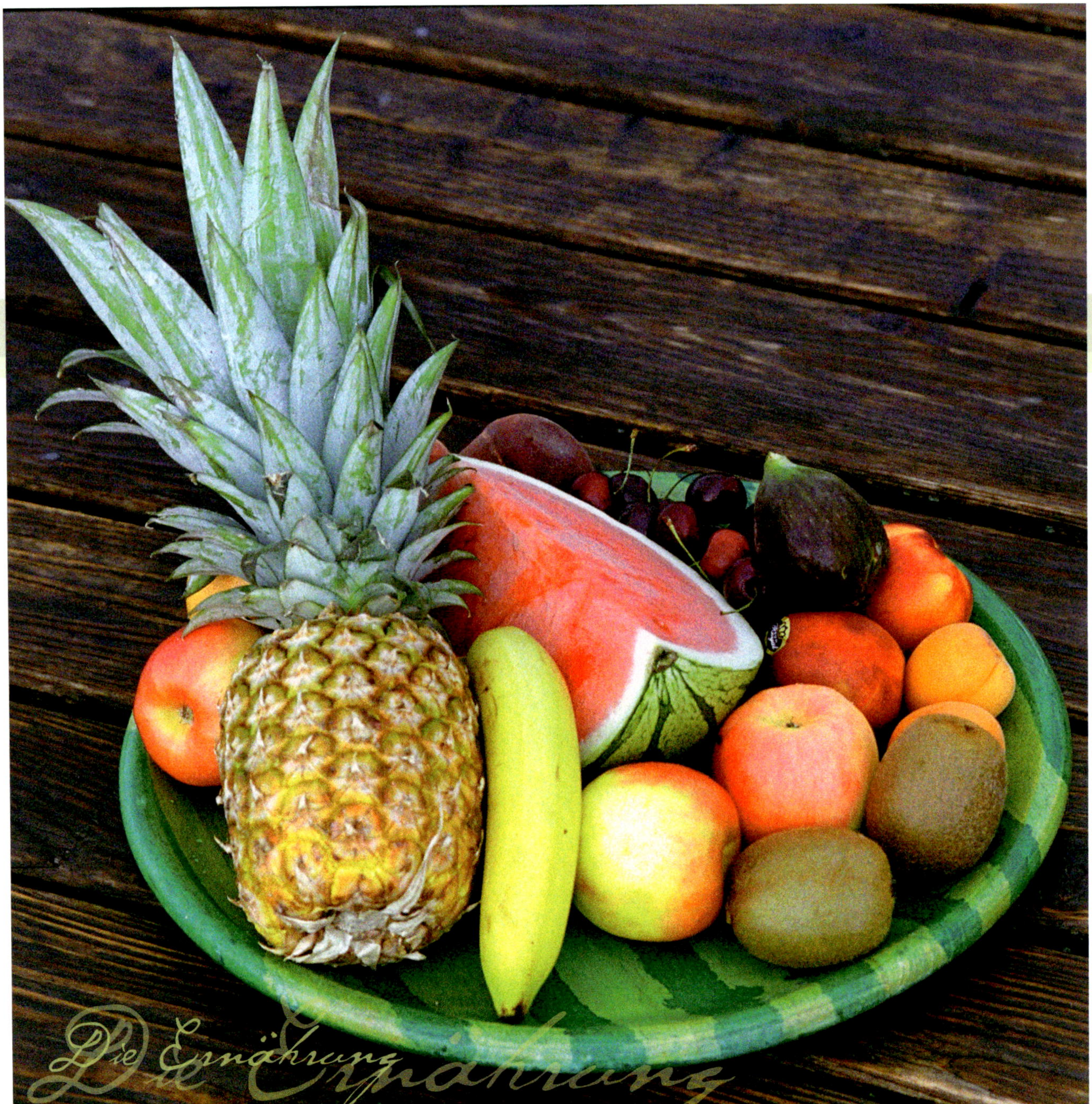

Foto Constanze Wild

Die Ernährung

- - 5

- - KAPITEL 5

DIE ERNÄHRUNG

DER MENSCH IST, WAS ER ISST

DIE VERDAUUNG

DIE NATUR IST DER VITALSTOFF

ESSEN IN ZYKLEN

ZUVIEL ZUCKER IST GIFT

DIE GENUSSGIFTE

- - 5

ERNÄHRUNG

Schauen Sie sich mal an einem Sommer-Wochenende in Freibädern, Seen oder Küsten in Deutschland oder an Stränden in den USA um. Sie werden sehen, wie „schwergewichtig“ die führenden Industrieländer geworden sind und bedauerlicherweise auch die Jugend und Kinder dieser Länder. Viele Menschen sind verunsichert und verwirrt durch tägliche neue Diät-Kampagnen oder Studien und das jahrelange Fast-Food-Essen hat sie denaturiert, von der Natur und ihren Vitalstoffen entfernt. Ändern Sie Ihr Bewusstsein für Nahrung zum Wohle Ihres Körpers und Ihrer Kinder.

Die Ernährung

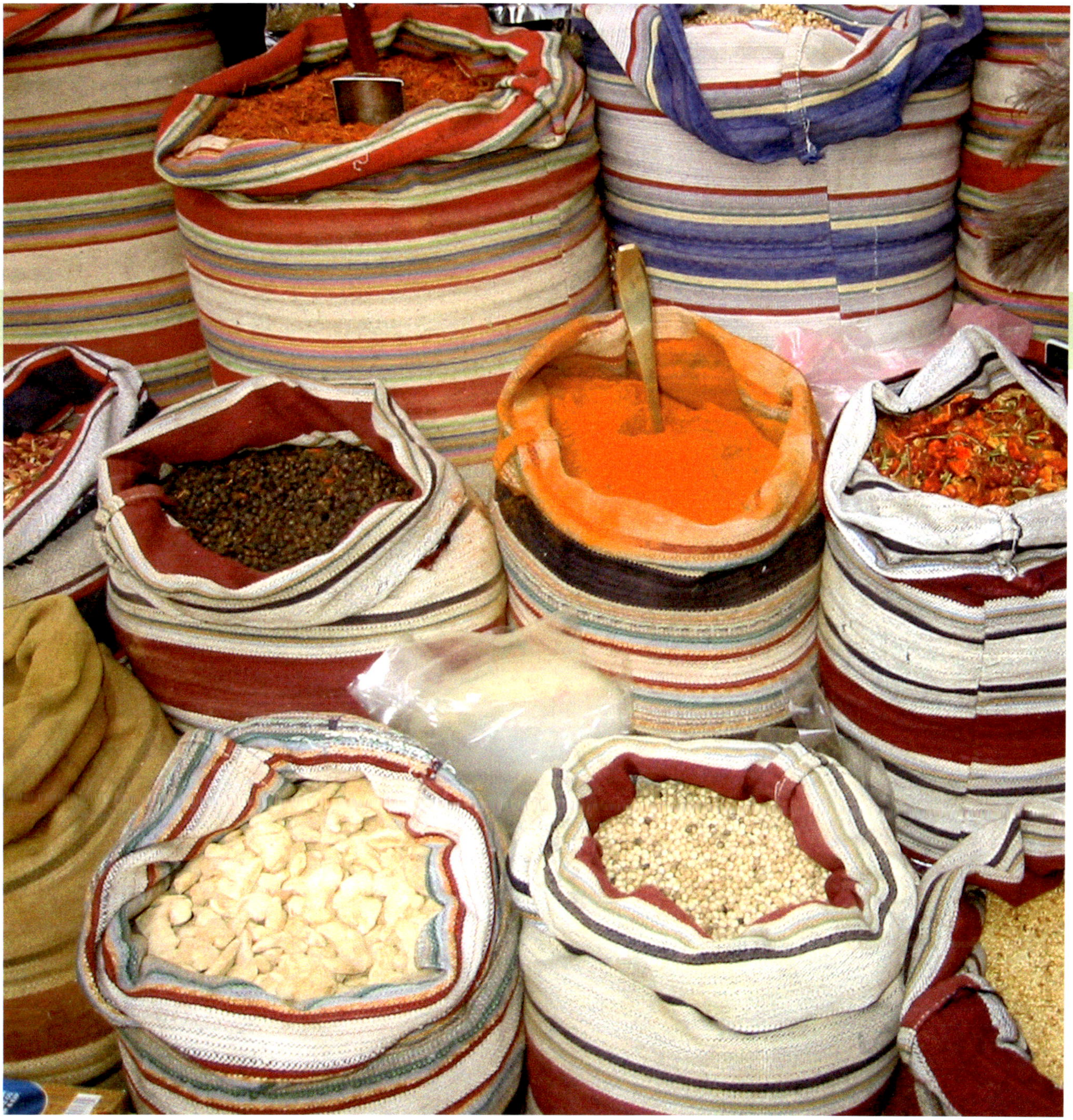

Foto Christine Gutter

DER KAMPF DES KÖRPERS GEGEN DAS ESSEN

Essen ist grundsätzlich mal etwas körperfremdes. Weiße Blutkörperchen wandern in die Darmwand und kämpfen mit den fremden Essensmolekülen. Nun kann aber unser Immunsystem nicht ständig gegen das Essen ankämpfen und hat gelernt, die neuen Moleküle aus dem Essen zu akzeptieren. Vor 4 Millionen Jahren hat sich der Mensch in einem Zeitraum von etwa 100.000 Jahren an sein Essen gewöhnt. Er war danach frisch und leistungsfähig. Warum sind wir es heute nicht? Weil der Mensch vor etwa 8000 Jahren den Kochtopf erfunden hat. Er hat sich sesshaft gemacht und begonnen Pflanzen und Tiere zu züchten und zu kultivieren. Der Kampf geht also wieder von neuem los und wird noch zehntausende von Jahren dauern. Der Schimpanse, mit dem der Mensch auch immunologisch vergleichbar ist, ernährt sich zu 80 Prozent von Obst und Gemüse und zu 20 Prozent aus Maden, Würmern, Fröschen, Vögeln oder Artgenossen. An dieses Essen hat er sich über Jahrmillionen gewöhnt und klettert munter von Ast zu Ast. Versuchen Sie es mal: essen Sie eine riesige Schüssel Obstsalat, mehr als Sie können. Ihr Magen mag sich bleischwer anfühlen, aber Sie sind hellwach. Und das auch noch nach einer Stunde. Das Obst bleibt nur kurz im Magen, das heisst es wird fast vollständig im Dünndarm verdaut.

DIE VERDAUUNG

In wenigen Sätzen erklärt, funktioniert die menschliche Verdauung in vier Etappen.

1.Der Mund

Gutes Kauen formt die Nahrung zu einer Speisekugel. Der Speichel enthält das wichtige Enzym Ptyalin, das Stärke (Mehl, Getreide) auf dem Wege zum Darm in einen komplexen Zucker umwandeln wird.

2.Der Magen

Mechanisch wird der Magen während der Verdauung von Muskelkontraktionen bewegt, die den Inhalt weiter in den Darm befördern. Der Magen sondert Verdauungssäfte ab, um ein saures Milieu zu erzeugen, das das Eiweiß verdauen kann. Es wird mit der Verdauung der Lipide (Fette) begonnen, die im Darm fortgesetzt wird.

3.Der Dünndarm

Chemisch gesehen wird die in Maltose (Malzzucker) verwandelte Stärke durch die Enzyme der Bauchspeicheldrüse in Glukose (einfachen Zucker) umgewandelt. Die Lipide werden in Fettsäuren umgewandelt und die Proteine (Eiweiße) in Aminosäuren. Die Glukose, die Aminosäuren und die Fettsäuren werden ins Blut aufgenommen.

4.Der Dickdarm

Aufgabe der im Dickdarm vorhandenen Bakterien ist es, durch Fermentierung (Gärung) die restliche Stärke, die restlichen Proteine und die Zellulose abzubauen. Zellulose ist einer der Hauptbestandteile der Ballaststoffe in pflanzlichen Lebensmitteln. Im Dickdarm werden die assimilierbaren Substanzen aufgenommen, der Rest wird als Stuhlgang ausgeschieden.

MISCHUNG VON NAHRUNGSMITTELN

Als der Höhlenmensch zur Jagd ging, ernährte er sich während des ganzen Tages von den Wildfrüchten, die er auf seinem Wege fand. Wieder zu Hause, aß er das Wild, das er gejagt hat. In schwierigen Zeiten lebte er von bestimmten Wurzeln. Die Ureinwohner Amerikas, die Indianer, lebten ebenso von Wildpflanzen, wenn die Jagd nach Tieren oder Fischen nicht ergiebig war. Die Vögel essen beispielsweise zu bestimmten Tageszeiten Würmer und Insekten und zu anderen Tageszeiten Körner. Beobachtet man Tiere in freier Natur, dann stellt man fest, dass sie nie verschiedene Nahrungsmittel mischen. Der Mensch ist das einzige Lebewesen, das seine Nahrungsmittel vermischt und dann isst. Das ist einer der wesentlichen Gründe für häufige Verdauungsstörungen. Kombinieren Sie Obst nicht oder nur in Ausnahmen mit Getreide oder Fleisch. Die Fruchtsäure des Obsts zerstört das Enzym Ptyalin, das seine Rolle als Katalysator (Umwandler) der Stärke (Getreide) nicht spielen kann. Das Obst gärt im Magen und im Darm und nun beginnt auch die nicht umgewandelte Stärke zu gären. Folgen sind Blähungen, Gasbildung, Darmirritation, Abbau der Vitamine und Verstopfung. Die Symptome einer gestörten Verdauung sind sicher individuell verschieden, aber die Unverdaulichkeit durch die falsche Mischung von Nahrungsmitteln ist vielfach Ursache von Blähungen, Übersäuerung des Magens, schlecht riechendem Stuhl, aufgeblähtem Bauch (häufig bei Frauen), Hämorrhoiden uvm.

Vermeiden Sie, Obst mit Fleisch oder Getreide zu mischen! Statt Obstsalat als Dessert nach dem Abendessen verzehren sie tagsüber in kleinen Pausen Obst und verzichten Sie auf die üblichen Schokoriegel der Supermärkte und Tankstellen. Wenn Sie Obst zum Frühstück essen, so essen sie es gleich nach dem Aufwachen. Gehen Sie dann ins Bad und verzehren Sie eine halbe Stunde später ihr Frühstück, z.B. bestehend aus Vollkornbrot oder Müsli. Sollten Sie ein deftiges Frühstück mit Eiern, Wurst und Käse zu sich nehmen, dann sollten Sie das Obst mindestens eine Stunde vorher oder nachher essen.

Vermeiden Sie Getreide und kohlehydratreiche Nahrung mit Fleisch zu mischen! Essen Sie Gemüse und Salate zu Ihrer Fleischspeise. Das gilt vor allem für Menschen, die acht Stunden und mehr im Büro sitzen und sich wenig bewegen. Ein Sportler, aktiver Mensch oder manuell arbeitender wird in Phasen extremer Belastung kohlehydratreiche Nahrung brauchen. Auch hier gilt im Dienste der Verdauung, die kohlehydratreiche Nahrung mittags zu essen, die eiweißreiche Nahrung abends und nicht zu mischen. Sportler greifen in Zeiten hoher Beanspruchung auch zwei Mal täglich zu Reis und Nudeln, also kohlehydratreicher Nahrung, um ihren Bedarf zu decken. Ist diese Phase vorbei, sollten Sie Ihre Ernährung wieder umstellen und maßvoll essen. Essen Sie in Zyklen – je nach Belastung. In Ruhephasen weniger Eiweiß und weniger Kohlehydrate, mehr Gemüse, mehr Obst, mehr Salate.

FETT IST NICHT GLEICH FETT

Es gibt gesättige, einfach ungesättigte und mehrfach ungesättigte Fettsäuren. Die gesättigten Fettsäuren finden Sie in tierischen Produkten wie Sahne, Butter, Fleisch, Wurst und Käse. Essen Sie diese in Maßen, denn die gesättigten Fettsäuren erhöhen den Cholesterinspiegel und es kommt zum Gesundheitsrisiko.

Die pflanzlichen ungesättigten Fettsäuren kann unser Körper nicht selbst herstellen, sie sind aber lebenswichtig. Sie senken den Cholesterin-Spiegel und sind ein echter Lebensverlängerer. Verwenden Sie hochwertige native Öle, wie Olivenöl, Sesamöl oder Leinöl, um Ihre Speisen nach dem Kochen zu verfeinern.

Das lang abgestandene Fett in Pommes-Buden ist eine Katastrophe für Kinder und Jugendliche, die vielfach zum schnellen Pommes-Snack zwischendurch greifen. Halten Sie Ihre Kinder davon fern und klären Sie sie auf, welche Gefahren in diesem Fett liegen!

DER MENSCH IST, WAS ER ISST

Der deutsche Philosoph Ludwig Feuerbach (1804-1872) hat den vielzitierten Satz geschrieben und auch nach fast 200 Jahren ist diese Weisheit die einzige Wahrheit. Drastisch formulierte es der Arzt Thomas Mollet im 17. Jahrhundert

„Wir schaufeln unser Grab mit den eigenen Zähnen." Im 21. Jahrhundert gilt mehr denn je: dauerhaft wohlfühlen werden wir uns wieder, wenn wir unsere Intuition wiedergewinnen, instinktiv das Richtige zu uns zu nehmen.

- - 5

Das ist nicht mit Gelüsten und Heißhunger mißzuverstehen. Unsere Gesellschaft ist eine Gesellschaft der Kopfarbeiter geworden und hat diese Intuition und Instikte vielfach verloren. Treiben Sie täglich Sport, hören Sie in Ihren Körper hinein und er wird Ihnen sagen, was er an Nahrung braucht. Beenden Sie die Angewohnheiten des Schnellkost-Essens, nehmen Sie sich Zeit zum Selberkochen und laden Sie Freunde und Familie dazu ein.

DIE NATUR IST DER VITALSTOFF

Essen Sie die Energie der Natur. Einheimische Lebensmittel, die Sie auf Bauernmärkten kaufen, die heute zum Stadtbild gehören. Essen Sie Obst und Gemüse aus der Region bzw. aus ökologischem Anbau. Höchste biologische Wertigkeit haben Nährstoffe, die werdendem Leben entsprechen, wie Sprossen, gekeimtes Getreide, Nüsse oder Samen. Essen Sie Fleisch aus ökologischer Landwirtschaft und in Maßen. Kleine Portionen, weniger ist mehr. Viele Bio-Bauern haben heute die Tierhaltung und Fütterung geändert und die vielen Stufen der Verarbeitung unter ein kontrolliertes Dach gestellt. Wir empfehlen Ihnen, Fleisch, das mit der alten Warmfleisch-Technologie verarbeitet wird, zu essen. Das schlachtwarme Fleisch wird sofort nach der Schlachtung verarbeitet, innerhalb von 2 Stunden. Nur so kann etwa Wurst ohne Beigabe von Citrat oder Phosphat hergestellt werden. Natürliche Methoden, die viele Generationen von Landwirten vor uns bereits angewandt haben.

Lernen Sie, den Mehrwert von frischen, gepressten Obst-, Pflanzen und Gemüsesäften zu schätzen. Das Wasser, das im Organismus einer Pflanze eingeschlossen ist, ist das natürlichste aller Wasser und wird auch als organisches Wasser bezeichnet. Das Pflanzenwasser ist aus vielen Gründen besonders wertvoll:

- Es ist durch den Sog innerhalb der Pflanze gereinigt und energetisch aufgeladen
- Es hat physikalisch gesehen eine optimale Gitterstruktur, wodurch es dem Körper am besten Gift und Schlackenstoffe entziehen kann.
- Es enthält durch die Photosynthese gewonnene organisch verwertbare Mineralien, die direkt aus dem Erdreich gewonnen werden

Machen Sie sich bewusst: in der sogenannten oxygenen Pho-

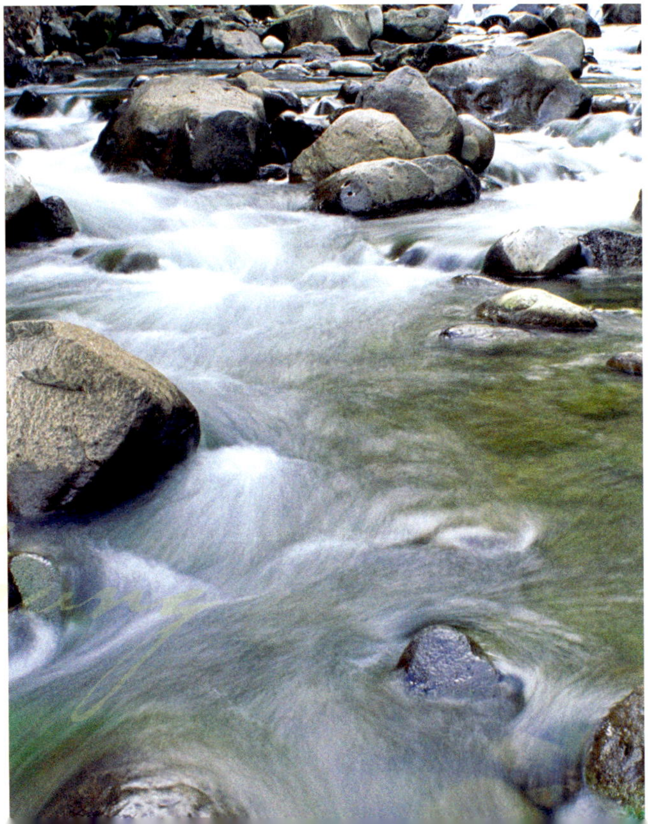

Foto Thorsten Indra

tosynthese wird der elementare, molekulare Sauerstoff (O2) von allen Pflanzen hergestellt. Die pflanzliche Zelle nützt die Energie der Sonne, die Lichtenergie, um Kohlenstoffdioxid (CO2) und Sauerstoff (O2) zu produzieren. Nach heutigem Wissensstand hat sich die oxygene Photosynthese vor etwa 3.8 Milliarden Jahren im sehr frühen Stadiun der Evolution entwickelt. Ohne diese könnte kein Mensch und kein Tier leben und atmen. Es ist die wichtigste biochemische Reaktion der Erde. Sie wird in allen grünen Teilen der Pflanze durchgeführt, zum Hauptteil in Blättern und Stängel. Die Pflanzenwurzeln sind der wichtigste Ort für die Aufnahme von Wasser. Der Sauerstoff wird aus den Spaltöffnungen der Blätter abgegeben.Die Wurzeln oder Knollen speichern das Wasser als Stärkeprodukt. Der überlebensnotwendige Sauerstoff der Erde entsteht aus gespaltenen Wassermolekülen der Photosynthese. Das Leben auf der Erde ist nach heutigem Erkenntnisstand im Wasser entstanden. Wasser ist für uns Menschen zum Überleben notwendig wie der Sauerstoff. Das Wasser der Pflanzen und Gemüse ist in frischen, gepressten Säften von enorm hoher Wertigkeit. Wir empfehlen Ihnen eine gute Saftpresse zu kaufen und immer wieder Säfte in Ihre tägliche Ernährung einzubinden.

Die wertvollsten Gemüsesäfte

Artischocke	Ankurbelung der Entgiftung über die Leber.
Brennessel	Blutreinigungsmittel, gut für die Prostata. Enthält viel Vitamin C.
Brokkoli	Gehört zu den wirksamsten krebsvorbeugenden Stoffen.
Chicoree	Gut für die Nerven. Bindet Umweltgift wie Cadmium aus Zigarettenrauch oder Quecksilber aus Amalgam.
Fenchel	Reich an ätherischen Ölen. Hilft bei Magen-Darmbeschwerden, reinigt die Atemwege.
Gurke	Reich an Silicium und Kalium. Entwässernd, blutreinigend, blutdruckregulierend.
Kohl	Stärkt die Gefäße und macht sie schmeidig. Hilft bei Magen-Darmstörungen und dem Reizdarm-Syndrom.
Möhren	Reich an Provitamin A, B-Vitaminen, ätherischen Ölen. Gut für Verdauung und Darmflora, Stärkung der Sehkraft, krebsvorbeugende Wirkung.
Paprika	Reich an Vitamin C. Schützt die Arterien. Fördert die Durchblutung von Muskeln und Gehirn.
Rote Beete	Blutbildend und stärkend. Wichtige Komponente der biologischen Krebstherapie.
Sellerie / Blattsellerie	Stark entschlackend und entsäuernd. Reich an ätherischen Ölen. Anregend für Nieren und Leber.
Spinat	Vorbeugend gegen Krebs. „Königin der Gemüse“
Tomaten	Stärkt das Immunsystem. Entwässernd, kalorienarm und sättigend. Vorbeugend gegen Krebs.

Die wertvollsten Obstsäfte

Ananas	Verdauungsfördernd. Geschälte Frucht mit Strunk auspressen
Apfel	Reich an Vitamin C. Verwenden Sie vorzugsweise Streuobst-Sorten.
Aprikose	„Frucht der ewigen Jugend". Bei den Hunza, einem Bergvolk des Himalaya, wurden Aprikosen für unverwüstliche Kondition gegessen
Birne	Entwässernd und entschlackend
Brombeere	Wirkt entgiftend
Erdbeere	Reich an Vitamin C.
Grapefruit	Entschlackend und stoffwechselanregend
Heidelbeere	Stärkt die Augen. Altes Hausmittel bei Durchfall
Kirschen	Entwässernd und entschlackend
Johannisbeeren, schwarz	Belebende Wirkung auf den Stoffwechsel
Kiwi	Reich an Vitamin C. Stärkt das Immunsystem, reguliert die Verdauung
Mandarinen und Orangen	Reich an Spurenelementen. Stoffwechselaktivierend und reinigend
Papaya	Vitamin C reich und kalorienarm. Gut für Leber und Bauchspeicheldrüse
Pfirsiche, Pflaumen, Nektarinen	Vitamin C reich und kalorienarm. Gut für Leber und Bauchspeicheldrüse
Preiselbeeren	Gut für Nieren und Harnwege und bei Blasenentzündungen
Traubensaft, rot	Reich an Anthocyanen. Schützt Herz und Gefäße, als Krebsvorbeugung.
Zitronen	Stark antooxidativ und cholesterinsenkend. Verdünnt mit Wasser trinken, sonst werden Schleimhäute gereizt und der Zahnschmelz angegriffen

DIE NATURSTOFFE FÜR IHREN MUSKEL

Muskeln bestehen aus Eiweiß und nicht aus Fett oder Kohlehydraten. Viele „Ernährungspäpste“ predigen, es werde zu viel Eiweiß gegessen. Das stimmt so nicht. Es kommt darauf an, welches Eiweiß man isst. Ein optimaler Eiweißlieferant sind beispielsweise Linsen. In Linsen stecken 23 Prozent Eiweiß und weniger als 1 Prozent Fett. Andere gesunde, eiweißreiche Grundnahrungsmittel sind Erbsen, weiße Bohnen und Körner wie Reis, Weizen, Hirse, Hafer und Amaranth. Milchprodukte, Fisch und Fleisch liefern zwar auch Eiweiß, aber in Gesellschaft mit tierischen Fetten. Auch für Eiweiß gilt: zuviel davon überfordert den Körper, im speziellen die Nieren. Für Leistungssportler können Eiweiß-Konzentrate verhindert, dass der Körper zum Muskelaufbau das Immunsystem angreift. Wichtig ist, dass solche Konzentrate eine biologische Wertigkeit über 100 auf dem Etikett ausweisen. In Zeiten geringerer Beanspruchung müssen Leistungssportler auf hohe Mengen Eiweiß verzichten.

Weitere wichtige Produkte für sportlich aktive:

Eisen

Eisen leistet einen Beitrag bei der Bildung des roten Muskelfarbstoffs Myoglobin. Im roten Blutfarbstoff (Hämoglobin) ist Eisen für den Sauerstofftransport zu den Muskeln verantwortlich. Eisenmangel kann schlappe Muskeln bedeuten. Aktive Sportler haben mehr rote Blutkörperchen als Untrainierte und benötigen mehr Eisen. Gute Quellen sind Sojabohnen, Hülsenfrüchte, Vollkornprodukte und Geflügel.

Kalium

Dieser Mineralstoff reichert Ihren Kohlehydratspeicher an und wirkt ausgleichend auf Ihren Wasserhaushalt. Wer schwitzt, verliert viel Kalium. Bei einem Mangel fühlen sich Ihre Muskeln schwer und schwach an. Gute Quellen für Kalium sind Sojabohnen, getrocknete Aprikosen, Weizenkeime, Kartoffeln, Spinat, Bananen, Hülsenfrüchte und Naturreis.

Kalzium

Kalzium stabilisiert die Knochen und ist maßgebend beteiligt an der Kontraktion der Muskeln. Ein Mangel an Kalzium macht die Muskeln schwach und beeinträchtigt die Koordination und Bewegung des Sportlers. Reich an Kalzium sind Samen, Nüsse, Bohnen, Milch und Milchprodukte.

Magnesium

Ein sehr wichtiges Mineral für sportliche oder manuelle Leistung und Muskelaufbau. Muskeln verbrauchen viel Magnesium. Wenn Sie sehr viel schwitzen, dann verlieren Sie viel Magnesium und sollte regelmäßig zugeführt werden. Sie findes es reichlich in Sojabohnen, Nüssen, Fisch, Vollkorngetreide, Brot und grünem Gemüse. Empfehlenswert sind bei hoher körperlicher Beanspruchung das homöopathische Dr. Schüßler-Mineralsalz Nr 7, Magnesium phosphoricum.

Phosphor

Mit Phosphor wird die aus der Nahrung gewonnene Energie in Muskelarbeit umgesetzt und es ist für den Energiestoffwechsel im Muskel verantwortlich. Sie finden es in Eiern, Vollkornprodukten, Nüssen, Hefe, Käse, Fisch und Fleisch.

Zink

Dieses Spurenelement ist wichtig für den Aufbau von Körpereiweiß und Muskeln. Wir empfehlen Weizenkleie, Sesam, Kürbiskerne, Bergkäse, Tilsiter, Linsen, Vollkornprodukte und Meeresfrüchte.

Vitamin B2 (Riboflavin)

Es verbessert den Sauerstofftransport und arbeitet auch im Eiweißstoffwechsel mit. Nach köperlicher Anstrengung, im Sport und bei manueller Arbeit, steigt der Bedarf an. Gute Quellen sind Weizenkeime, Hartkäse und Pilze.

Vitamin B6 (Pyridoxin)

Dieses Vitamin ist am Eiweißstoffwechsel beteiligt. Quellen

sind Naturreis, Weizenvollkornbrot, Bananen und Geflügel.

Vitamin B12 (Cobalamin)

Es ist an der Bildung der roten Blutkörperchen beteiligt und gut für Ausdauersportler. Es steckt in Fleisch, Leber, Niere, Fisch, Eiern, Milch, Käse und Hefe. Sind sie Vegetarier oder Veganer, sollten Sie bei Ausdauersportarten über einen gewissen Zeitraum B12 mit einem Vitaminpräparat zuführen.

5 DIE CHINESISCHE ERNÄHRUNGSLEHRE

Die chinesische Ernährungslehre ist mehr als 5000 Jahre alt und gehört zur Traditionellen Chinesischen Medizin (TCM) wie die Akupunktur. Im heutigen China ist die Ernährungslehre ein fester Bestandteil der medizinischen Behandlung. Der gute Gesundheitszustand und die gute Abwehrkraft, die bei der chinesischen Bevölkerung trotz Armut und teilweise extremen Klimabedingungen herrscht, beeindrucken jeden, der China bereist. In China gehört es zum Grundwissen, welche gesundheitliche Wirkung jedes einzelne der traditionellen Gerichte hat. Im Taoismus, der chinesischen Philosophie, ist die Anpassung des Lebenstils an Frühling, Sommer, Herbst und Winter eine grundlegende Maßnahme.

Die chinesische Ernährungslehre wird als „Fünf Elemente Ernährung" bezeichnet: Erde, Holz, Feuer, Metall und Wasser.

Diesen Elementen sind jeweils die Nahrungsmittel zugeordnet. Das Erdelement wird als Mitte bezeichnet, als der Dreh- und Angelpunkt und zieht sich durch alle Jahreszeiten. Das Holzelement wird dem Frühling zugeordnet und steht für Antrieb und Kraft, um Veränderungen vorzunehmen. Das Feuerelement öffnet die Herzen der Menschen und verleiht Schwung, Freude und Überschuss an Energie. Das Metallelement ist dem Herbst zugeordnet und leitet den Rückzug ein und gibt Raum für planvolles und ausgewogenes Handeln. Das Wasserelement ist mit dem Winter verbunden und ist die Zeit der Regeneration und Klarheit.

Neben der Praxis der Bekömmlichkeit und den fünf Geschmacksrichtungen (sauer, bitter, süß, scharf und salzig) ist die thermische Wirkung der Nahrungsmittel im menschlichen Körper ein wichtiger Leitsatz der chinesischen Ernährungslehre.
Wir empfehlen entsprechende Literatur über die chinesische Ernährungslehre im Anhang. Sie ist nicht nur eine bekömmliche Art der Ernährung, sondern eine über jahrtausende überlieferte Heilmethode, um im Einklang mit der Natur und den Jahreszeiten zu leben.

ZUVIEL ZUCKER IST GIFT

Die Schäden, die Zucker bei den Menschen des 20.Jahrhunderts angerichtet ist, sind genauso groß wie die Schäden von Alkohol und Tabak gemeinsam.

Darin sind sich alle Ärzte-Kolloquien und Wissenschafter einig. Innerhalb von zwei Jahrhunderten ist in Westeuropa der Zuckerverbrauch pro Person und Jahr von weniger als einem Kilo auf fast vierzig Kilo angestiegen. In den USA liegt der Verbrauch bei 50 Kilogramm pro Einwohner. Wenn Sie in Großstädten in den USA Anfang der 90er Jahre auf der Straße spazieren gingen, dann ist Ihnen die Masse der übergewichtigen Menschen sofort aufgefallen. Tun Sie heute dasselbe auf Straßen in Großstädten Deutschlands, so bietet sich dort dasselbe Bild. Gerade der „versteckte Zucker", der in Cola-Getränken, Eis, Süßigkeiten, Energy-Drinks und den schnellen sogenannten „Energie-Riegeln" versteckt ist, tut

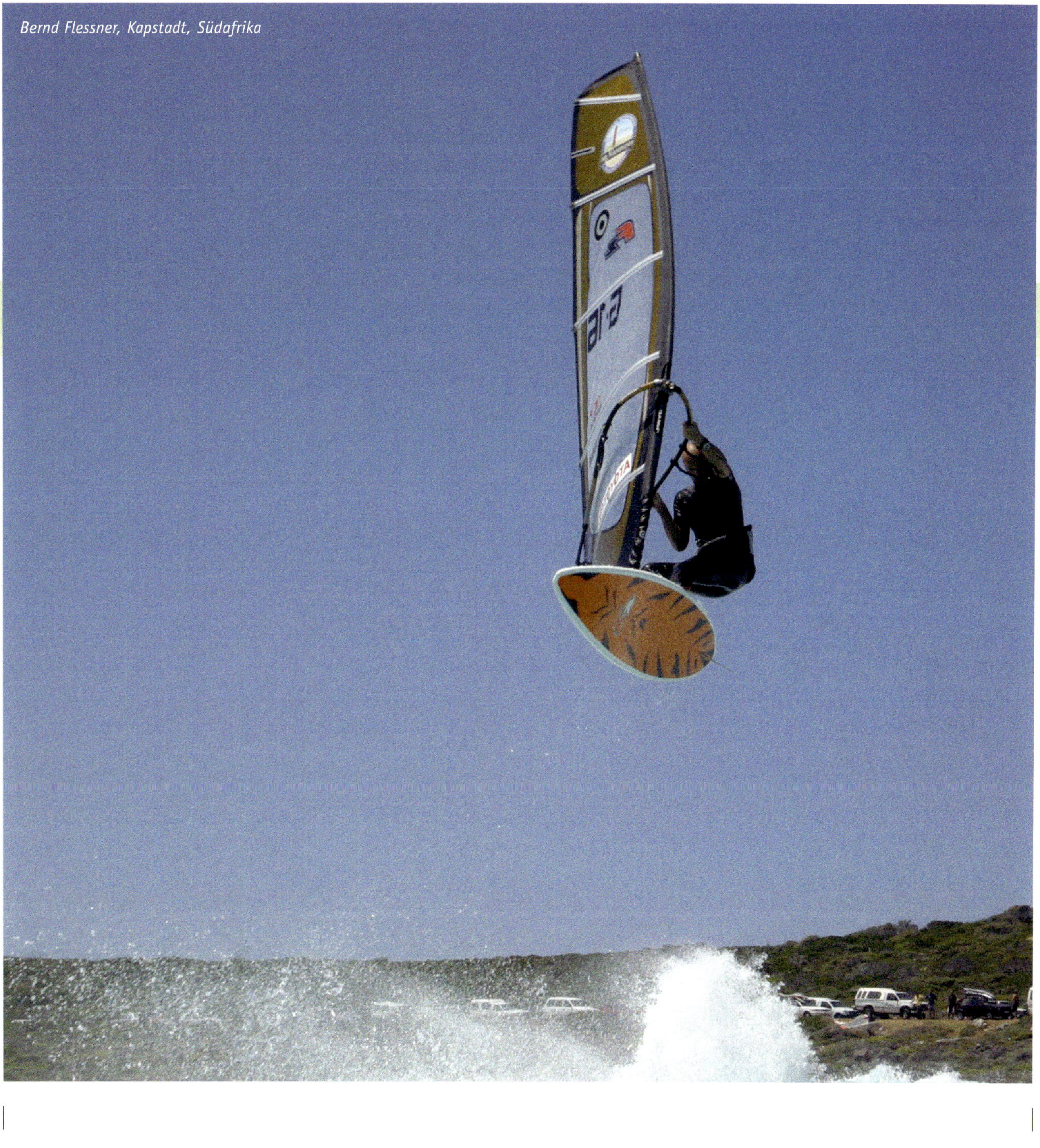

Bernd Flessner, Kapstadt, Südafrika

sein übriges. Ein Glas Cola oder Limonade entspricht vier Stück Zucker.

Der übermäßige Zuckergenuß betrifft vor allem Kinder und Jugendliche.

Was passiert im Körper, wenn er Zucker aufnimmt? Enzyme bauen den Zucker ab und setzen ihn in Glukose um. Die Glukose gelangt in die Blutbahn und wird auf diese Weise zu allen Körperteilen und Organen gebracht. Bei einem Zuckerübermaß steigt der Blutzuckerspiegel. Bei einem zu hohen Blutzuckerspiegel wird die Insulinausscheidung in der Bauchspeicheldrüse aktiviert. Das Insulin setzt die Glukose in Glykogen (Zuckerreserve) um, welches in die Leber gelangt. Bei chronisch übermäßigem Zuckerverbrauch gewöhnt sicht die Bauchspeicheldrüse daran, große Insulinmengen zu produzieren. Es läuft jedoch etwas falsch – es wird soviel Insulin ausgeschieden, dass der Blutzuckerspiegel sehr schnell unter den erlaubten Durchschnittswert sinkt. Die Reaktion des Menschen ist dann – sofort wieder Zucker essen. Der Patient gelangt in einen Teufelskreis

Vergessen Sie das Märchen von der „Nervennahrung", das man Ihren Eltern eingetrichtert hat und das diese wiederum Ihnen erzählten…

Was geschieht mit einem Menschen, der zuviel Zucker verbraucht? Es tritt eine erhöhte Adrenalinbildung auf, die zu Stress führt: Wut, Angst- und Zornausbrüche; Menschen, die schnell verletzt sind und sofort heftig reagieren. Motorische Unruhe und Konzentrationsverlust. Gerade Kinder und Jugendliche sind vom ADS-Syndrom betroffen, das sich durch permanente Unruhe kennzeichnet. Wir empfehlen Eltern, Jugendlichen und allen Lesern, Ihren Zuckerkonsum in allen möglichen Formen zu reduzieren: Süßigkeiten, Riegel, Limonaden, Marmeladen, Schokoladen, Energy-Drinks usw. Greifen Sie zu Honig, um Ihre Getränke zu süßen. Es ist ein Naturprodukt und enthält Vitalstoffe.

DIE GENUSSGIFTE

Nikotin

Nikotin-Genuß kann tödlich sein und kein Mensch ist davor gefeit. Es bewirkt eine Gefäßverengung und eine Minderdurchblutung der Lunge und des Herzens. Einhergehend eine eingeschränkte Leistungsfähigkeit. Gehen Sie wiederum auf die Straße oder in Bars und Cafes, dann sehen sie, dass der Großteil der Jugendlichen rauchen, gerade junge Mädchen ab 12 oder 13 Jahren. Der Nikotin-Genuß schränkt Ihr Wachstum massiv ein. Viele Ursachen liegen im sozialen Druck auf die Jugendlichen: Rauchen gilt als cool, die Werbung, Medien, Musikszene und Prominente promoten die Zigarette als Coolness- und must-have-Produkt. Einmal begonnen, kommen Jugendliche nicht mehr los von Ihrer Sucht. Andere Kinder wiederum leiden an zuwenig Liebe vom Elternhaus, Problemen in der Pubertät, an Unsicherheit und Schwäche und kompensieren es mit der Zigarette.

Es ist dringend ein Umdenken in der Gesellschaft nötig und rauchfreie Restaurants und Bars sollten politisch so rasch wie möglich durchgesetzt werden. Länder wie Irland, Italien und die USA leisten hier erstklassige Aufklärungsarbeit unter Jugendlichen und Rauchern und haben völlige Rauchfreiheit in Ihren Bars, Pubs, Cafes und Restaurants per Gesetz durchgesetzt. Frankreich folgte 2006 per Dekret der Regierung.

Alkohol

Übermäßiger Alkohol-Konsum kann ebenso tödlich sein oder zu dauerhaften Krankheiten der Leber, Bauchspeicheldrüse oder des Magens führen. Alkohol erweitert die Gefäße und beeinflusst den Geist, das Verhalten und den Körper des

Menschen. Für Sportler ist Alkohol Gift, das sollte jeder bewusst denkende Athlet wissen. Jeder Sportler, der nach einem Spiel oder sportlicher Betätigung zum Feiern geht, und einen Muskelfaserrisses oder Muskelzerrung erlitten hat, kann vielfach am nächsten Tag kaum mehr laufen. Alkohol verzögert den Heilungsprozess massiv.

Auch hier ist ein Umdenken in der Gesellschaft dringend nötig. Zu oft werden Menschen, die keinen Alkohol trinken, als Außenseiter behandelt und abgestempelt. Gerade für Jugendliche wieder ein Grund mehr, den Coolness-Faktor im Alkohol zu suchen, da ja Eltern und Bekannte dasselbe tun.

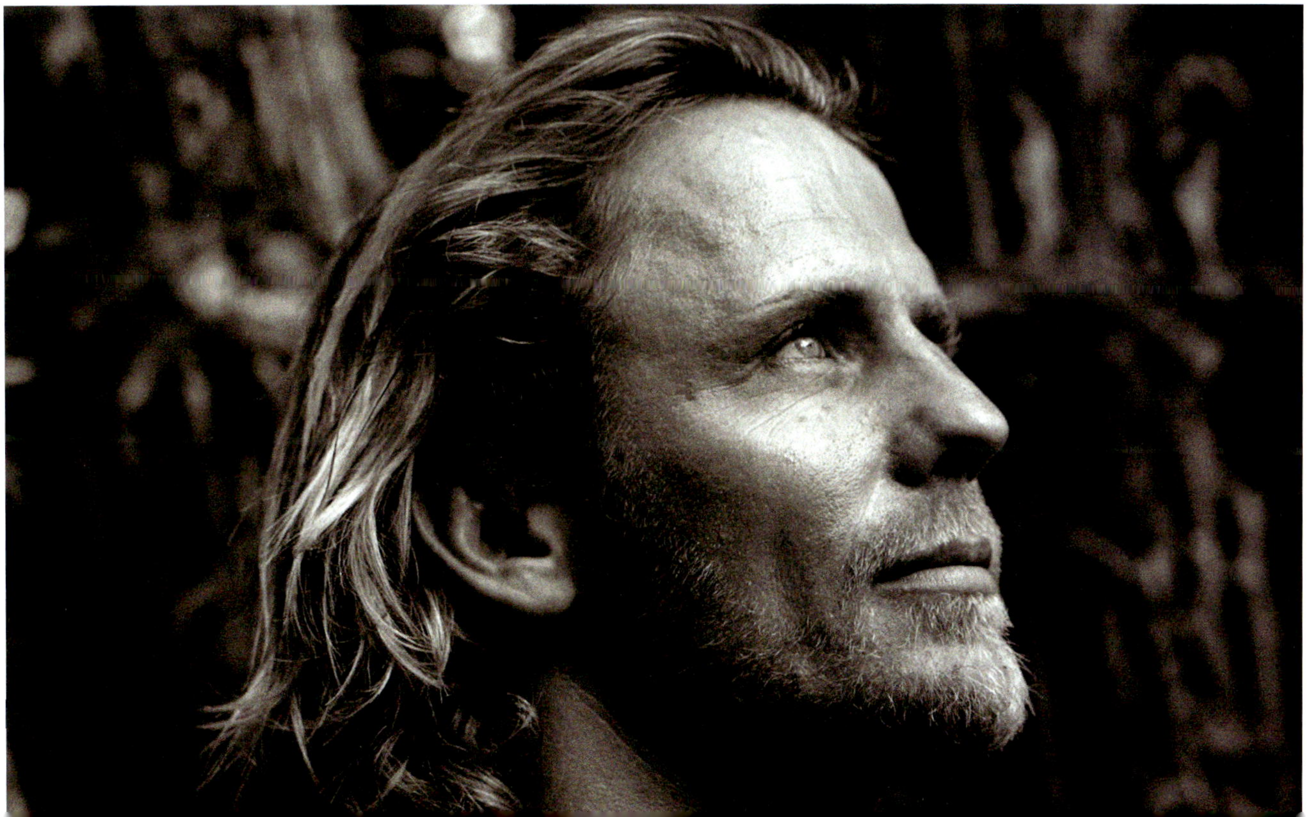

Foto Constanze Wild

- - 6

Foto Juergen Tap, Hochzwei

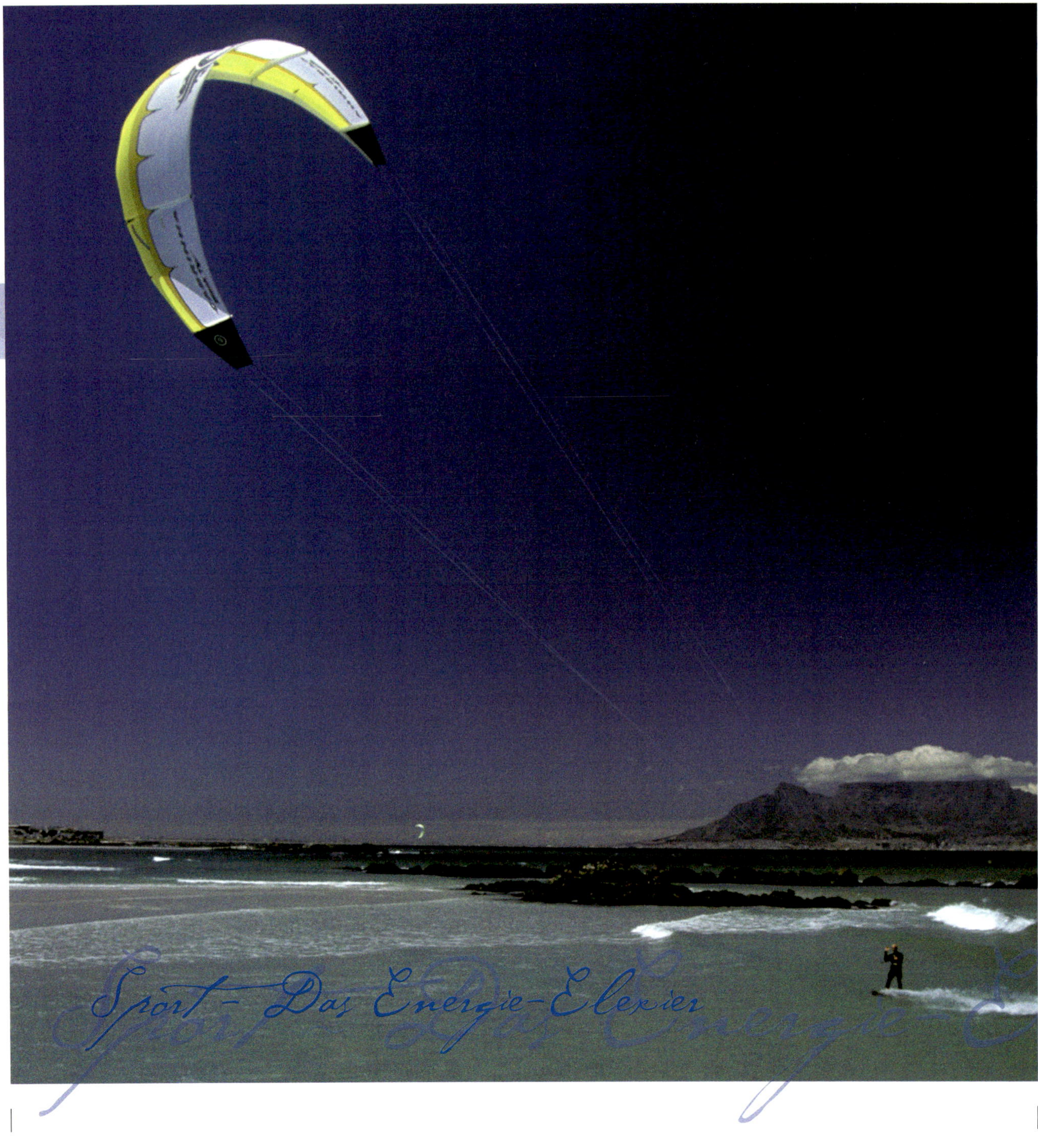

Sport – Das Energie-Elexier

- - KAPITEL 6

SPORT – DAS ENERGIE-ELIXIER

LIEBE DEINE SPORTART

ÜBERWINDE DEINE ÄNGSTE

LAUFEN

NORDIC WALKING

INLINESKATEN

TENNIS & SQUASH

GOLFEN

SKIFAHREN & SNOWBOARDEN

LANGLAUFEN

KLETTERN

BERGWANDERN

MOUNTAINBIKEN

WINDSURFEN, WELLENREITEN, KITEBOARDEN

- - 6 SPORT – DAS ENERGIE ELIXIER

Leben ist Bewegung –
-Bewegung ist Leben. Der Mensch ist dazu geschaffen sich zu bewegen. Das war vor zehntausenden Jahren so und noch vor 100 Jahren war der Mensch mit seiner Muskelkraft zu 90 Prozent am Gesamtenergieaufkommen der Erde beteiligt – diese Marke ist heute unter 1 Prozent gesunken, Maschinen haben uns die Arbeit abgenommen. Dennoch: Kein Weg führt an Bewegung vorbei – Bewegung ist fest im Erbgut und in die Evolution des Menschen programmiert und kann Körper, Geist und Seele vereinen. Heute ist Sport für stressgeplagte Büromenschen oft die einzige Chance, Bewegung zu finden. Genießen Sie Ihren Lieblingssport – dann holen Sie sich grenzenlose Energie für Ihren Körper und Balsam für Ihre Seele.

„Panta rhei“: alles fließt, sagten schon die alten Griechen und deren Philosophen. Ein Lebensprinzip, das für die Osteopathie gilt, wie auch für viele östliche Heilmethoden. Als Sportler kann man daraus lernen, jene Freude und Begeisterung zu entwickeln für den Moment des Sports. Wie oft ärgern Sie sich wutentbrannt am Tennisplatz über einen Schlag ins Aus? Wie oft geht es beim Skifahren oder Snowboarden nur darum, als erster und schnellster der Gruppe den Hang zu bewältigen? Wie oft fluchen Sie beim Surfen über ein nicht geglücktes Manöver? Wie stur fahren Sie mit dem Mountainbike den Berg hoch, ohne auch nur einmal die Natur zu genießen, die Sie umgibt? Wie ernst und angespannt joggen oder walken Sie? Wie sehr verfolgen Sie beim Sport immer noch die Probleme des Alltags?

Es ist entscheidend für Ihre Gesundheit, dass Sie sich bewegen. Aber noch wichtiger ist das „WIE“ beim Sport. Sport findet auch im Kopf und in der Seele statt: bevor Sie auf den Tennisplatz gehen, sich aufs Mountainbike setzen, oder sich die Ski anschnallen, freuen Sie sich, dass Sie heute nicht im Büro sitzen. Beobachten Sie die Natur rund um sich! Versuchen Sie den Kopf frei zu bekommen.Sie werden mehr Freude dabei entwickeln und ihr Geist, ihre Seele und ihr Körper werden es Ihnen danken.

Widmen Sie sich ganz der Sache, Ihrem Lieblingssport, öffnen Sie Ihre Sinne. Wenn Sie es schaffen, mit dieser Einstellung Sport zu genießen, so werden Sie erfolgreicher sein im Tennismatch, auf der Piste oder beim Wassersport, egal was für eine Sportart Sie wählen oder bevorzugen.

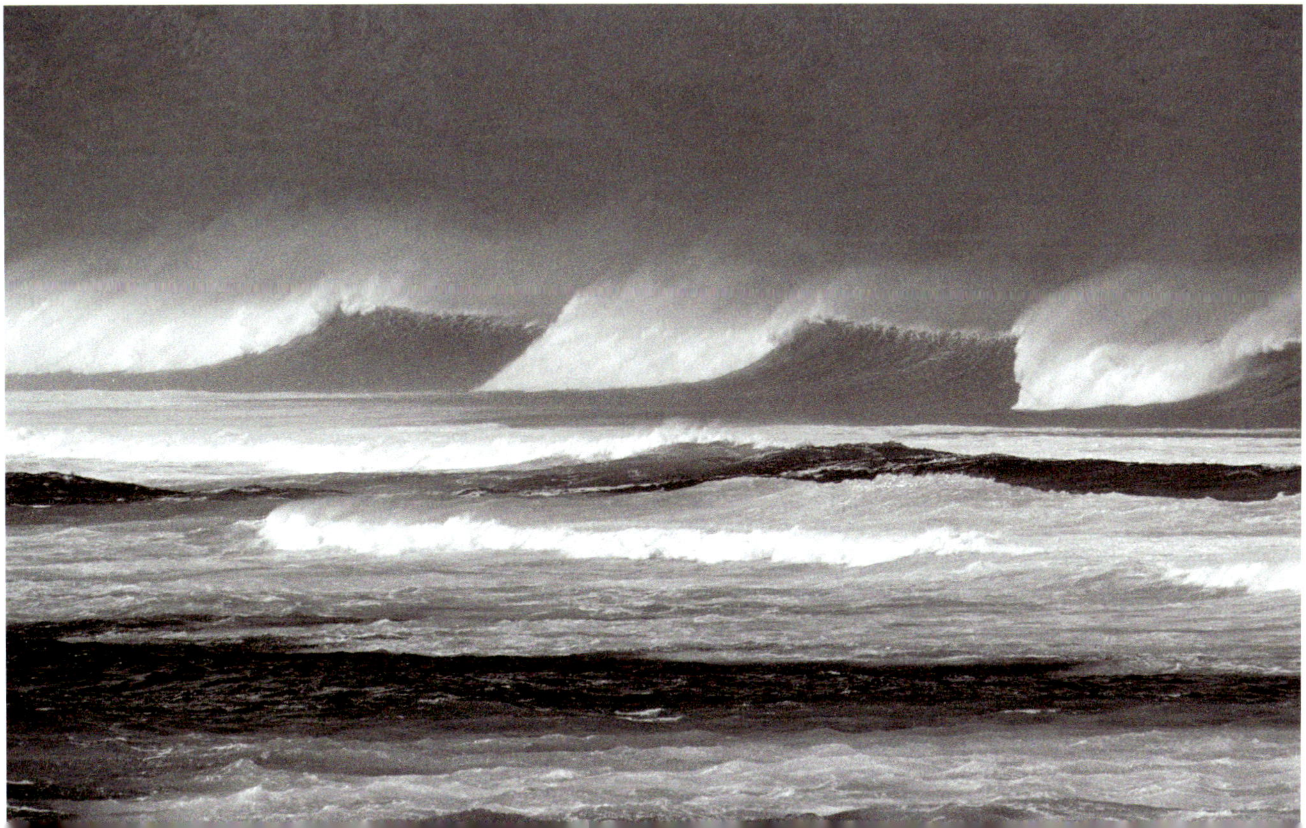

Foto Nomi Baumgartl

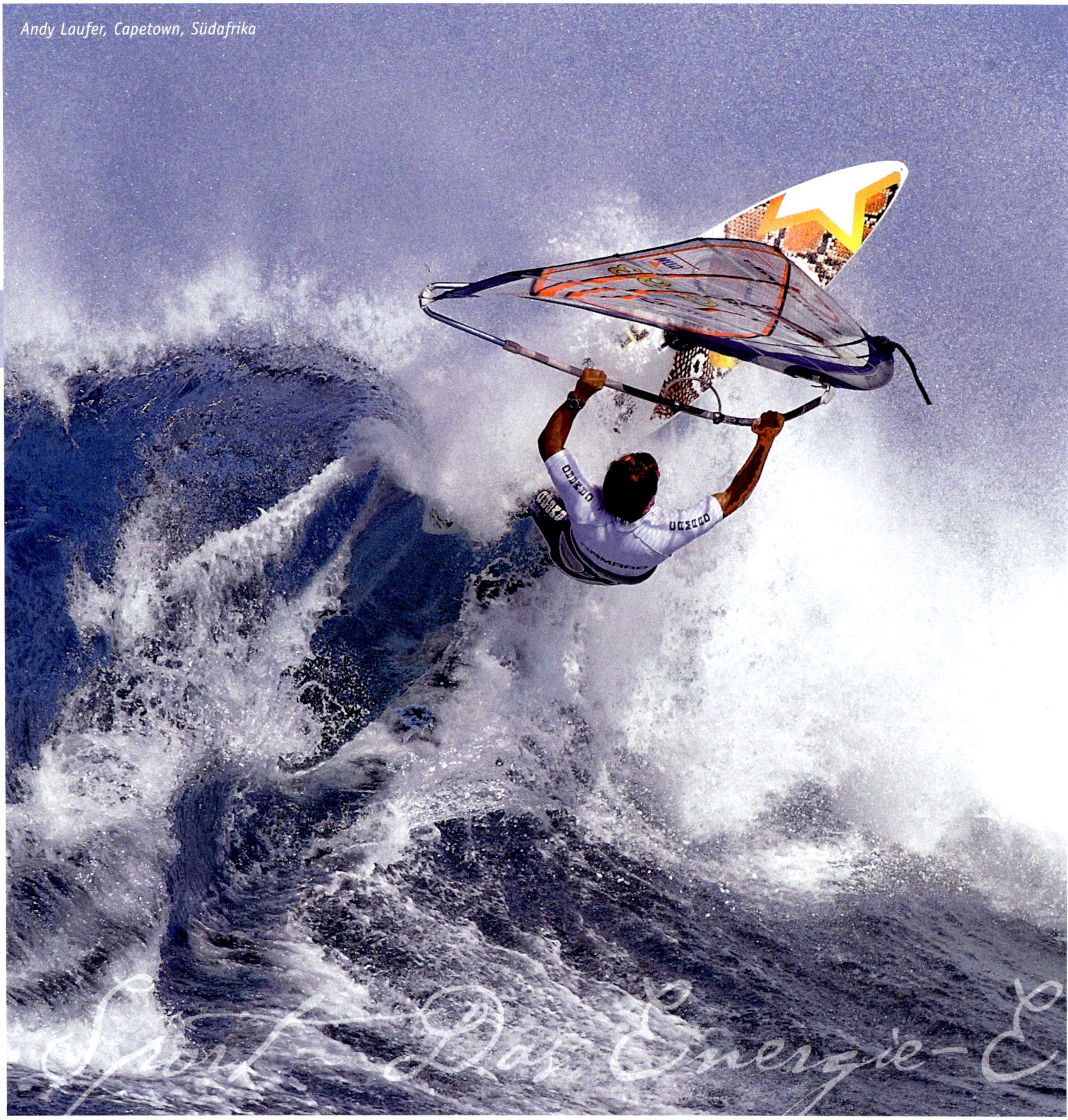

Andy Laufer, Capetown, Südafrika

LIEBE DEINE SPORTART

Bei allen Outdoor-Sportarten geht es vor allem darum, Liebe zur Natur zu entwickeln. Eine Liebe zu den Bedingungen auf der Piste, am Berg, im Wald, im Ozean, Fluss oder See. Lächeln Sie in sich selbst hinein, befreien Sie sich von Ärger, Furcht und Sorgen. Denn all diese negativen Emotionen sind niedrige Energieformen, die Ihren Erfolg beim Sport blockieren. Denn in einem mühelos bewältigten Sprung oder Manöver beim Surfen, einem Schwung beim Skifahren oder Snowboarden, kann sich für Sekunden – oft auch nur für Bruchteile – eine innere Welt auftun, die Teil eines viel größeren Lebens ist.

Wenn Sie mit bewusstem Wollen etwas krampfhaft erzwingen wollen, bleibt sie uns versagt. Beim Gleiten über die Wellen oder beim Skifahren/Snowboarden im Tiefschnee, in der Begeisterung über das schwerelose Schweben, verliert der Könner jede Beziehung zu Zeit und Raum und lebt zeitlos im Hier und Jetzt der Gegenwart. Nach aussen ist er konzentriert, nach innen spürt und erlebt er.

„Der Ozean ist die wahre Kraftquelle für mich. Ich werde eins mit den Elementen, ich nütze sie und teile sie. Ich spüre die Kraft des Windes und der Wellen. In Hawaii nennen wir das ‚Mana', sprituelle Kraft. Meine Mana ist der Ozean."

Josh Stone, zweifacher Windsurf-Weltmeister, Hawaii

Immer wieder dieselbe Erkenntnis als Outdoor-Sportler: arbeiten Sie daran, dass Sie die Bedingungen beherrschen, und nicht die Bedingungen Sie. Versuchen Sie, eine gewisse Kontrolle über die Energie und den Fluss der Natur zu haben, um eine Harmonie mit den Elementen zu erreichen. Die

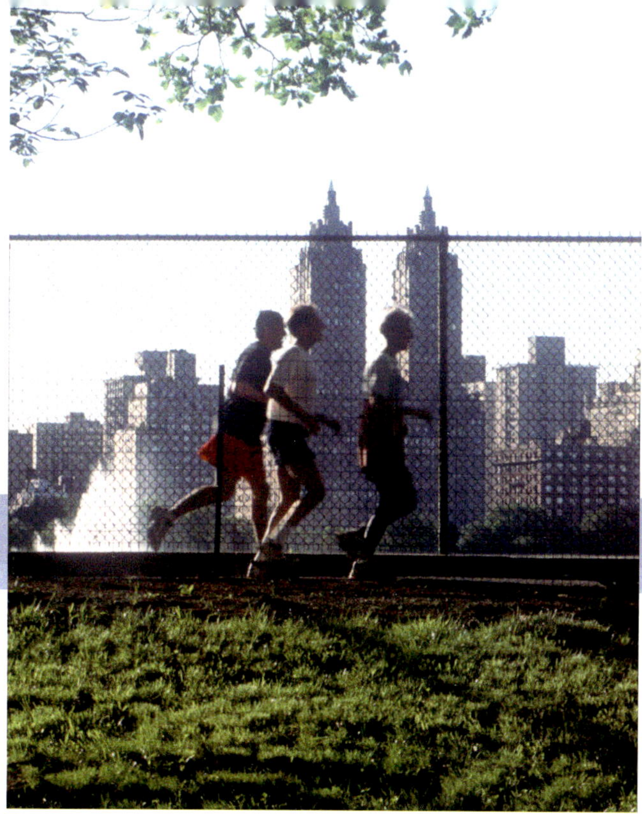

Foto Juergen Tap, Hochzwei

Atmung spielt dabei eine entscheidende Rolle: der Atem gilt seit alters her als Mittler zwischen Körper und Seele. Üben Sie das zuhause, bevor Sie zum Sport aufbrechen: Atmen Sie tief ein und lassen Sie ihren Bauch wie eine Kugel stehen. Dann atmen Sie tief ins Innere aus, wobei das Ausatmen nach unten gerichtet ist. Eine solche Atmung kann sich nach entsprechender Übung automatisieren während des Sports und hiflt bei entscheidenden Punkten im Tennismatch, bei Extremsituationen am Bike, Ski oder Surfboard. Sie bewahren Ruhe und Ihre Sinne konzentrieren sich auf den Moment.

ÜBERWINDE DEINE ÄNGSTE

Um sich in Outdoor- oder Extremsportarten zu verbessern, müssen Sie bewußt auf Ihre Ängste zugehen. Prof. Baldur Preiml, 67, war Österreichs Pionier im mentalen Training in den 70er Jahren und als aktiver Weltklasse-Skispringer und Trainer des österreichischen Skisprung-Nationalteams erfolgreich: „Die Angst zu bezwingen ist entscheidend, um sich zu verbessern. So paradox es klingen mag: als junger Alpin-Skifahrer habe ich deshalb mit nordischen Disziplinen wie Skispringen begonnen, um meine Ängste zu überwinden. Ich habe diese Ängste beim Skispringen verloren, indem ich mich meinem Gegenpol stellte. In diesem Moment habe ich für meine Seele und meinen Geist sehr viel erreicht." Wenn Sie das in Ihrem bevorzugten Sport schaffen, dann wird Ihre Liebe und Passion für diese Sportart zu einer inneren Freude führen, die Sie zu Höchstleistungen bringen wird.

- - 6

LAUFEN

Laufen ist die effektivste und beste Möglichkeit, Fett zu verbrennen, denn 70 Prozent der menschlichen Muskulatur sind beim Laufen im Einsatz. Sie machen so ihre Muskeln zu fettverbrennenden Öfen. Anfangs verheizt der Körper beim leichten Lauftraining noch sehr wenig Fett, aber schon nach vier Wochen kann die Fettverbrennung auf das 50-fache steigen. Bewegung erzeugt einen Schlüsselreiz, der die Fettverbrennungsmaschine des Körpers wieder anwirft. Vielmehr noch, Laufen beflügelt die Seele und kann richtig Lust und Freude bereiten. Entdecken Sie den Spaß an der Bewegung, gerade nach einem stressigen oder termingefüllten Arbeitstag. Statt in die „Horizontale" vor dem Fernseher, laufen Sie der Mattigkeit davon. Und das zu jeder Jahreszeit. Laufen Sie der Witterung entsprechend gekleidet, duschen Sie und relaxen Sie danach für eine halbe Stunde – Sie sind dann frisch für neue Taten.

Foto Thilo Brunner

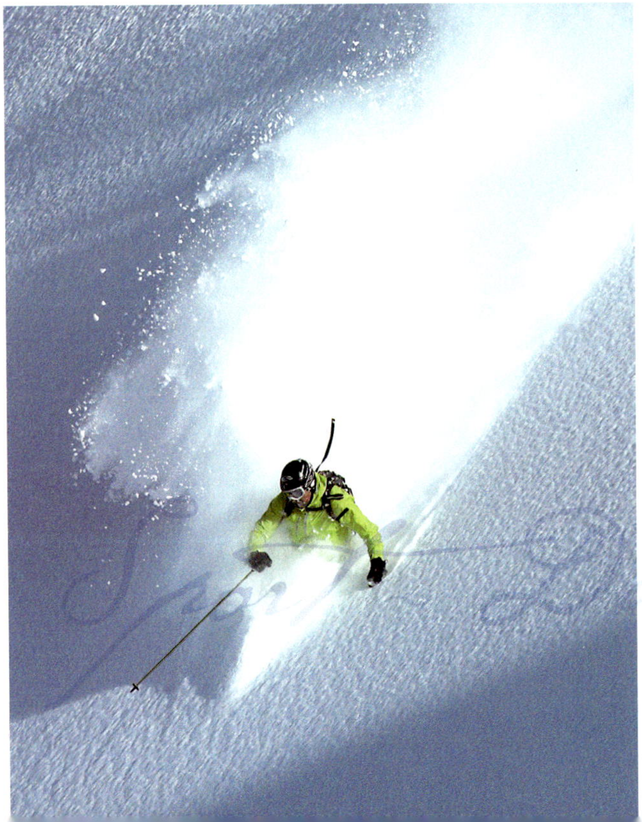

Verwenden Sie einen Pulsmesser für Ihr Lauftraining und machen Sie als Einsteiger einen Fitnesstest, den jedes Fitness-Studio anbietet, um Ihren Belastungspuls zu ermitteln. Sparen Sie nicht bei den Laufschuhen und verwenden Sie, wenn möglich, abwechselnd zwei oder mehr verschiedene Paar Laufschuhe. Abwechslung tut Sehnen, Gelenken und Muskeln gut. Laufen Sie möglichst täglich und nehmen Sie sich Zeit inIhrem Tagesablauf fürs Laufen. Versuchen Sie auch im Winter dreimal die Woche zum Laufen zu gehen. Suchen Sie sich Laufstrecken, die querfeldein, durch Wiesen, Wälder oder Parks führen.

Das Geheimnis energiegeladenen Laufens ist sich von der Natur begleiten zu lassen. Öffnen Sie Ihre Sinne für romantische Waldlichtungen, für die majestätische Kraft dichter Baumkronen, für die Sonnenstrahlen, die durch die Wälder schimmern.

Laufen Sie entlang von Flüssen und Bächen und spüren Sie die Bewegung und den Wandel der Natur. Lächeln Sie beim Laufen den Elementen zu und schütteln Sie Streit, Ärger, Ängste und beruflichen oder privaten Druck ab. In den Sommermonaten ist gerade das frühmorgendliche Laufen ein

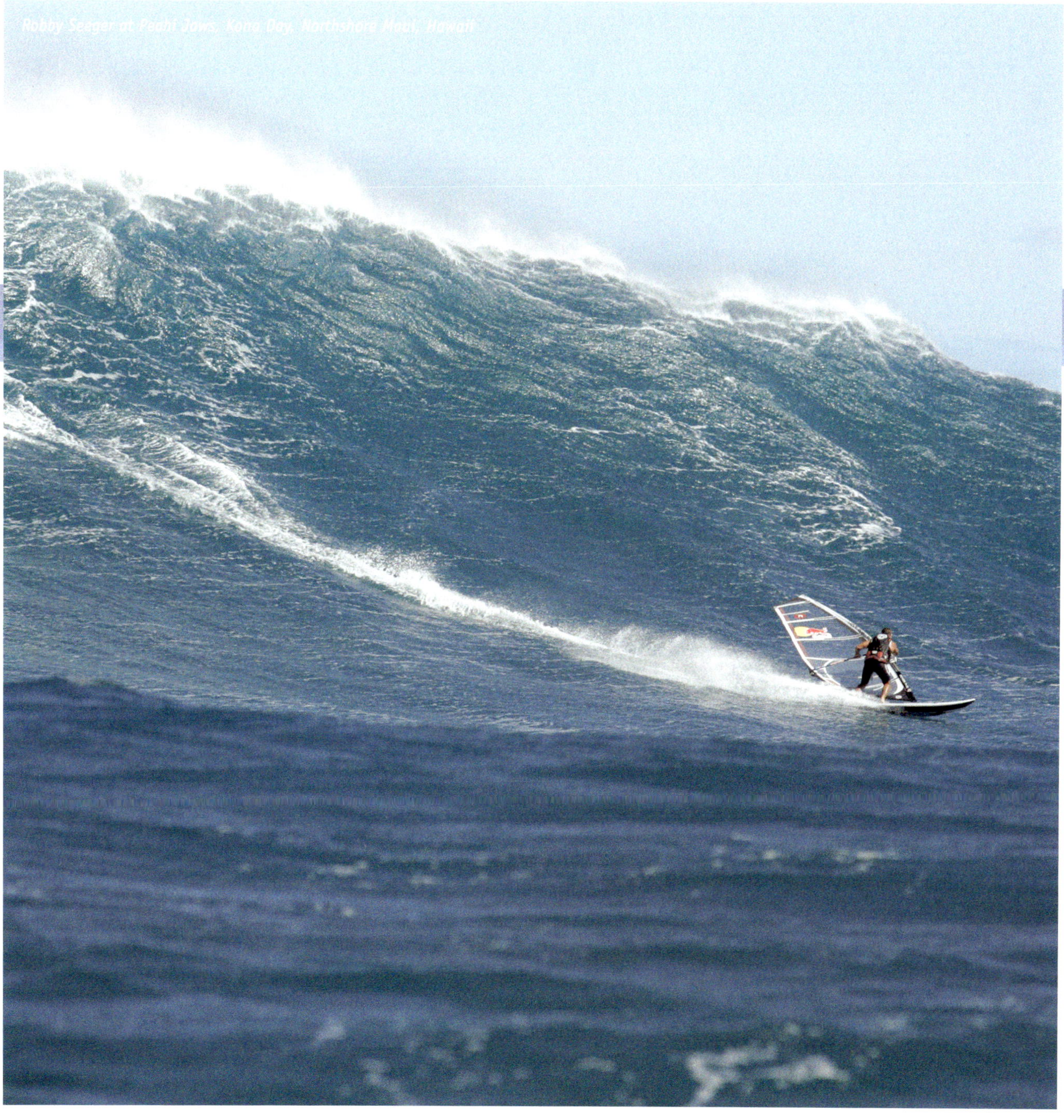
Robby Seeger at Peahi Jaws, Kona Day, Northshore Maui, Hawaii

Foto Erik Aeder

Foto Juergen Tap, Hochzwei

- - 6

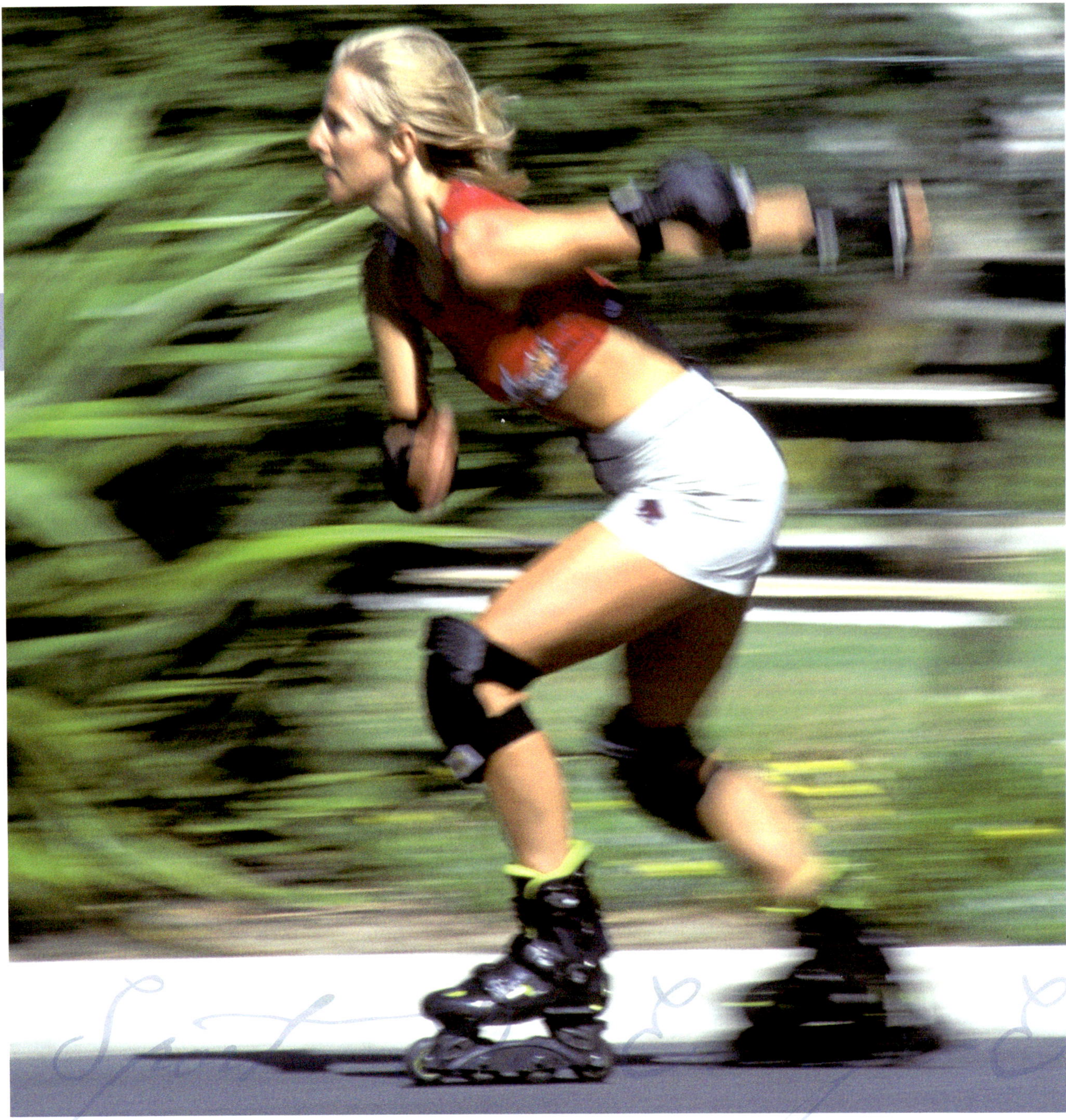

wahres Energie-Elixier. Wenn die Natur am Morgen erwacht, der Tau sich über die Wiesen, Felder und Wälder ausbreitet, dann spüren Sie die Kraft der erwachenden Natur. Atmen Sie bewußt die morgendliche Frische ein, sie wird Ihnen einen schwungvollen Tag ermöglichen. Ziehen Sie Ihre Schuhe aus und wandern Sie einige Minuten barfuß auf der taufrischen Wiese und spüren Sie die Energie der Erde.

Auch nach heftigen Regen- oder Schneefällen empfiehlt es sich, laufen zu gehen und die Frische der Natur einzuatmen. Durch eine verschneite Winterlandschaft zu laufen kann Sie von so manchen tristen Gedanken lösen und die üblichen Winterdepressionen verjagen.

NORDIC WALKING

Nordic Walking kann im Winter wie im Sommer betrieben werden und ist leicht erlernbar. Durch den Einsatz von Stöcken wird der Trainingsgrad erhöht und die Oberkörpermuskulatur trainiert. Besonders für Personen mit Knie- und Rückenproblemen ist dieser Sport sehr empfehlenswert. Nordic Walking schont die Gelenke und ist bei einem konstanten Puls von 120 am effizientesten. Die Schultern werden durch den Stockschub gekräftig (Schulterblatt-Haltemuskulatur). Immer wieder sieht man Walker, die ihre Stöcke kaum einsetzen – eine gute Anleitung und Schulung ist unumgänglich. Bewegen Sie die Stöcke, ähnlich dem Langlaufen, aktiv von vorne nach hinten. Sprechen Sie mit Ihrem Fitnesstrainer, Sporttherapeuten oder Kranken-gymnasten und besuchen Sie einen Nordic-Walking Kurs des Deutschen Skiverbandes oder Ihrer Krankenkasse. Nordic-Walking ist ein Sport für jedermann, egal welchen Alters. Walken Sie gemeinsam mit Ihrem Partner / Ihrer Partnerin und Freunden! Man walkt im gemäßigten Pulsbereich und kann sich dabei auch noch über „Gott und die Welt" unterhalten... Nordic Walking hat den Sprung vom Trendsport zum Breitensport geschafft und wird von uns für jung und als als sehr wertvoll für Ihre Gesundheit empfohlen.

INLINESKATEN

Inlineskaten ist eines besten Fitnessgeräte unter den Outdoorsportarten. Gelenkschonend wird die Ausdauer trainiert und das Fahrern auf schmalen Rollen ist ein optimales Koordinations- und Krafttraining. Die Muskulatur von Rumpf, Gesäß und Beinen wird intensiv beansprucht. Jeder kann den Sport erlernen und in der Stadt oder auf dem Land ausüben. Sehr empfehlenswert ist ein Falltraining und Bremstraining, bevor man öffentliche Straßen befährt. Inlineskaten ist auch mit Stöcken möglich, was die Rückenmuskulatur entsprechend stärkt.

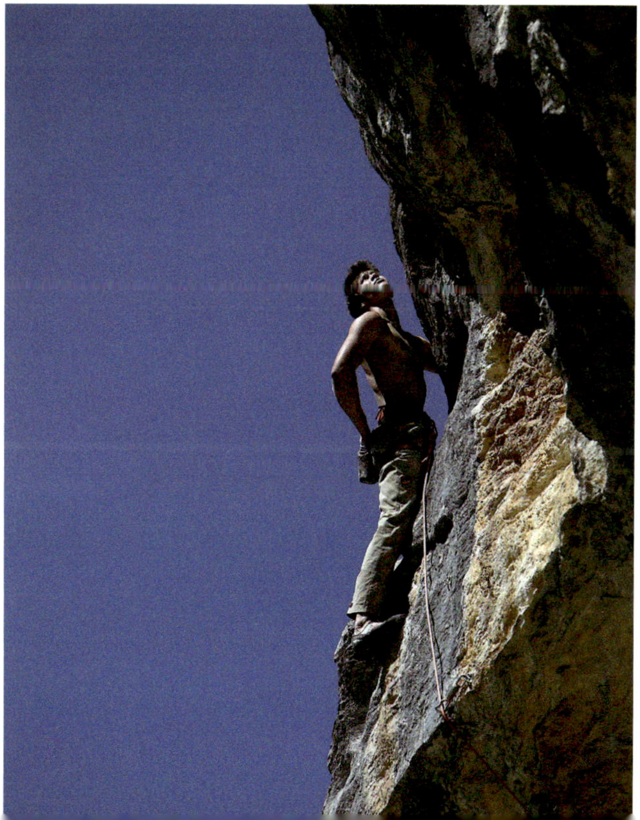

Foto Thilo Brunner

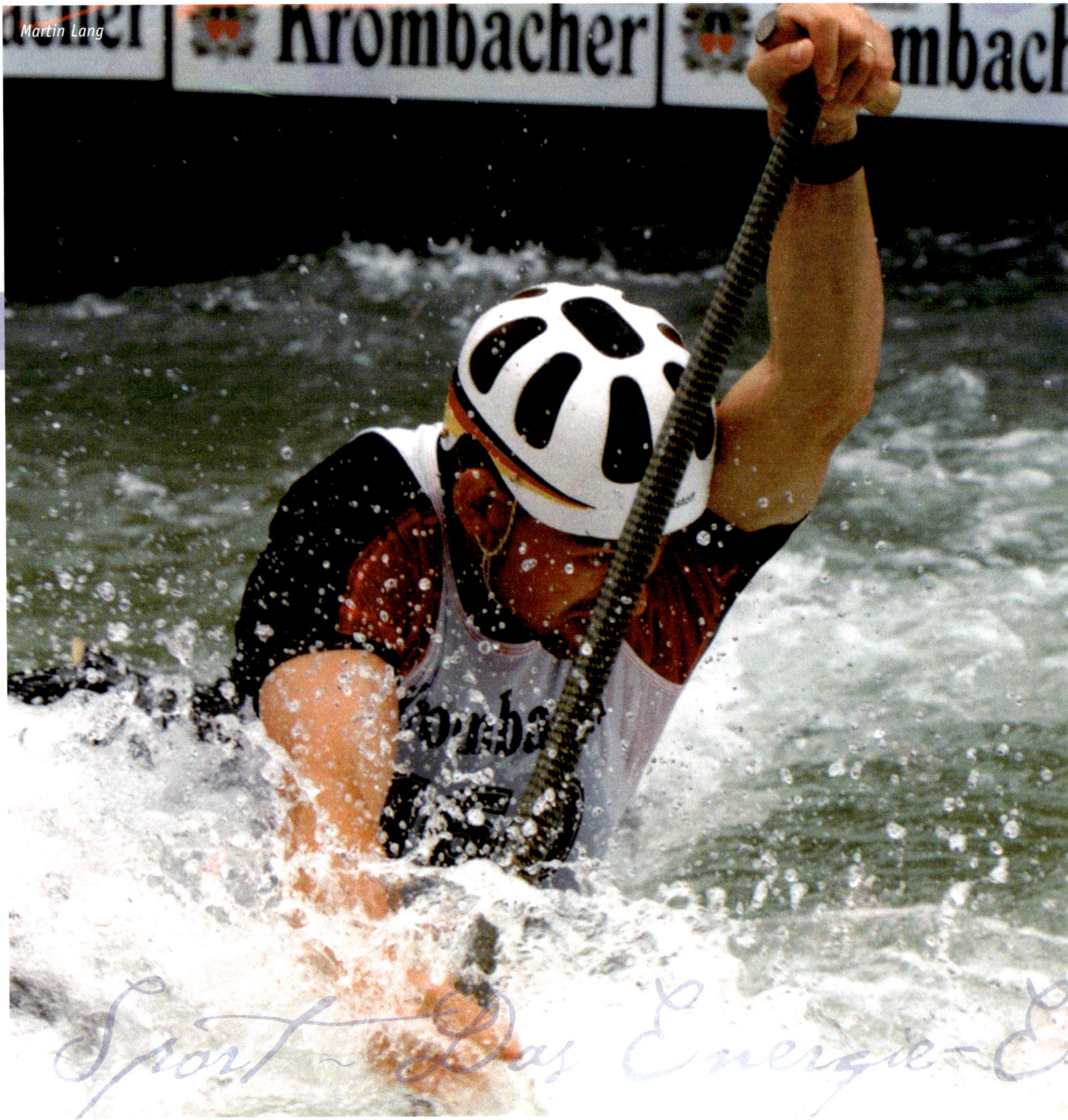

Sport – Das Energie-Ele

TENNIS UND SQUASH

Tennis und Squash sind beliebte Sportarten, die sowohl Ausdauer, wie auch Kraft, Schnelligkeit und Beweglichkeit erfordern. Die andauernden Schlagbewegungen benötigen hohe Haltekräfte im Rumpf und Schnellkraft im Schlagarm. Gerade im Squash ist die Ausbildung der Rumpfkraft von besonderer Bedeutung, um eine einseitige Belastung zu verhindern. Ideal wäre, wenn die Muskulatur in ihren Ketten und Schlingen funktionell zusammenarbeitet. Machen Sie zudem Dehnübungen vor und nach dem Tennis- oder Squash-Spiel und sprechen Sie mit Ihrem Trainer oder Physiotherapeuten über spezifische Übungen.

GOLFEN

Golfen ist einmaliges Naturerlebnis und fördert die Begeisterung von Partnern und Freunden am gemeinsamen Spiel. Man spielt gegen sich selbst und kann dennoch im selben Flight auch einen schwächeren Spieler integrieren. Golfen wirkt sich positiv auf die Ausdauer aus, vermeiden Sie unbedingt Golfwägen und schultern Sie die Golftasche mit Rucksackgurten. Einseitiges Tragen der schweren Golftasche gehört zu den größten Fehlern am Golfplatz.

Der Golfschwung beansprucht beim Spieler die volle Mobilisierung der Sprunggelenke, die volle Rotationsfähigkeit der Hüftgelenke, Schulter und Ellenbogen und die volle Rotationsfreiheit der Wir-belsäulengelenke, Hals und Brustwirbelsäule. Wenn diese Gelenke in Ihrer Bewegung eingeschränkt sind, kompensiert das der Körper und es kommt zu Beschwerden. Machen Sie sich bewusst, dass Sie den Schwung mit hoher Geschwin-digkeit und langem Hebel ausführen und somit enorme Kräfte auf Ihren Körper wirken. Lassen Sie sich von Ihrem Golflehrer den Schwung mindestens einmal jährlich korrigieren, um Fehlbelastungen und Gelenkschäden vorzubeugen. Und vergessen Sie nicht die Flasche Wasser oder Apfelschorle in Ihre Golftasche zu geben, sie verlieren viel Flüssigkeit auf Ihrem Flight. Genießen Sie die Natur rund um den Platz, es wird Ihr Spiel und Ihre Konzentrationsfähigkeit fördern.

SKIFAHREN UND SNOWBOARDEN

Winterurlaube gehören zu den erholsamsten für das Energieniveau des menschlichen Körpers. Atmen Sie die winterliche Frischluft der Berge bewusst ein, genießen Sie die Abfahrten am Snowboard und auf den Skiern. Es geht nicht darum, wer als schnellster den Berg bezwingt und im Tal ist, entscheidend ist das bewußte Genießen jedes Schwungs. Wenn Sie das Glück haben, einen Tiefschnee-Tag zu erleben, dann tauchen Sie ein in die Schwerelosigkeit des Gleitens und schweben Sie den Berg hinunter. Jeder Schwung ist Ausdruck Ihrer Kreativität. Lächeln Sie der Winterlandschaft zu und öffnen Sie Ihre Sinne für das Panoroma der Berge und Wälder. Der vielzitierte „Soul" beim Freeskiing oder Snowboarden ist eine starke Verbindung zur winterlichen Natur, zu den weißen Elementen gefrorenen Wassers. Fühlen Sie den Hang, bevor Sie Ihren ersten Schwung ansetzen und Ihre gecarvten Linien ziehen.

Und noch ein Tipp: Reduzieren Sie Ihren Alkoholkonsum in den Skihütten und Apres-Ski-Bars, Ihr Körper wird es Ihnen danken. Bevorzugen Sie einen Besuch in den Wellness-Bereichen der Hotels oder machen Sie einen ausgedehnten Spaziergang. Sie werden bewusst erleben, wie Ihre Lebenskraft jeden Tag steigt.

Die Geschwindigkeit auf Skiern ist ohne Zweifel Adrenalin pur, aber der wahre Meister wird all seine Energie in den Schwung setzen und seine Seele und sein Herz öffnen für das Erlebnis des Gleitens.

LANGLAUFEN

Langlaufen beansprucht den ganzen Körper und ist eine der effektivsten Fitness-Sportarten. Arm-, Schulter-, Bein-, Bauch- und Rückenmuskulatur werden gefordert. Das Immunsystem wird stimuliert und die Sauerstoffzufuhr im Blut erhöht. Es ist das ideale Ausdauertraining im Winter. Bleiben Sie in Ihrem Pulsbereich, den Sie durch einen Fitnesstest einfach feststellen lassen können. Langlaufen wirkt positiv auf Koordination, Gleichgewichtsgefühl und Beweglichkeit des Körpers. Durch eine tiefverschneite Winterlandschaft zu gleiten und den Körper im Ausdauertraining zu erfahren, gehört zu den intensivsten Erlebnissen im Wintersport. Sie bauen Ihren Alltagsstress bewusst ab und trainieren Ihren Körper im Winter, um fit in den Frühling und Sommer zu gehen.

KLETTERN

Klettern und Freeclimbing gehört zum besten Koordinationstraining überhaupt. Es fördert die komplette Rumpfmuskulatur, beansprucht hohe Energien an Kraft und Geschmeidigkeit in der Arm- und Beinmuskulatur. Betrachten Sie die Steilwand, den Klettergarten oder den Berg nicht als Feind, sondern als Freund und gehen Sie mit diesem Bewusstsein in die Wände und in die Berge. Klettern Sie nur gesichert und mit guter Ausrüstung.

BERGWANDERN

Bergwandern ist ein sehr gutes Höhentraining und vermehrt die Anzahl der roten Blutkörperchen, was Ihrem körperlichen Wohlbefinden gut tut. Zudem ist es ein gesellschaftliches und partnerschaftliches Ereignis, das Freundschaften und Beziehungen gut tut. Gehen Sie im gleichmäßigem Puls und genießen Sie wiederum das Naturerlebnis in der Gruppe. Öffnen Sie Ihre Sinne für die Umgebung, für die Pflanzen und Tiere in Ihrer Umgebung. Wenn Sie bergab gehen, dann sind stabile Schuhe unumgänglich. Gehen Sie an überschaubaren Wegen auch mal rückwärts hinunter, um Ihre Knieglenke zu entlasten. Häufig gibt es Schwächen beim Bergabgehen da, weil der Quadrizeps medialis extrem beansprucht wird, was zu Knieproblemen führen kann. Tun Sie Ihrem Körper etwas Gutes und verzichten Sie auf übliche alkoholische Getränke auf der Berghütte oder halten Sie diese in Maßen. Ihr Körper wird es Ihnen danken.

MOUNTAINBIKEN

Ob am Mountainbike oder Trekking-Rad, das Radfahren ist sowohl für Ihre Fitness wie auch für Ihr Koordinations- und Gleichtgewichtsgefühl sehr empfehlenswert. Achten Sie beim Bergauffahren auf Ihre Pulsfrequenz, wir empfehlen eine Pulsfrequenz-Uhr. Auch hier gilt wie bei anderen Outdoor-Sportarten: genießen Sie die Umgebung, inhalieren Sie die Frische der Natur. Machen Sie Pausen, um die Natur zu beobachten und lächeln Sie sich zu. Immer wieder sieht man verbissene Gesichter, die scheinbar Rekorde beim Bergauffahren brechen wollen. Genießen Sie die Freiheit und den Speed beim Downhill und erleben Sie eine der schönsten Outdoor-Sportarten mit strahlendem Gesicht.

WELLENREITEN, WINDSURFEN, KITEBOARDEN

Wellenreiten gehört zu den ältesten Sportarten der Welt. Vor 4000 Jahren ritten die Könige Polynesiens bereits aus purer Freude auf Holzplanken in den Wellen des Ozeans. Erst James Cook entdeckte auf Hawaii Ende des 18.Jahrhunderts, dass die Bewohner der Inseln Holzbretter zur Fortbewegung am Wasser nutzten und so kamen die ersten Gemälde von Surfern in die westliche Welt Europas. Wellenreiten galt als der „Sport der Könige". Um 1920 wurde Surfen wieder populär auf Hawaii, nachdem die christliche Missionierung und westliche Zivilisation viele Traditionen Polynesiens zunichte gemacht hatte. Heute gehören Wellenreiten und

Windsurfen, das in den 70er Jahren in den USA entandt, sowie Kiteboarden, das Mitte der 90er Jahre auf Hawaii und Südfrankreich entwickelt wurde, zu den populärsten Wassersportarten. Surfen ist für viele Menschen, egal welcher gesellschaftlichen Schicht oder Berufsklasse angehörend, zur enormen Kraftquelle geworden. Wie können Sie diese Kraft verstärken und die nächste Könnensstufe erreichen?

Am besten surfen jene, die aus der inneren Mitte, aus dem Bauch heraus, surfen. Auch wenn sie oft dieses Bewusstsein darüber gar nicht haben, so agieren sie dennoch aus der Mitte heraus. Sie haben ein Bewusstsein der Erdung entwickelt, die Kraft verleiht und den Kopf frei macht. Sie sind voll bei der Sache. Mit einer gefestigen Mitte steht man traumsicher auf dem Brett, auch als Ausdruck eines starken Vertrauens zu seinem größerem inneren Ich. Es läuft beim Surfer wie bei einem Springreiter, der fest im Sattel sitzt und einen schweren Parcours spielerisch meistert. Er ist jederzeit Herr seines labilen Gleichgewichts.

Wenn das Board, der Wellenreiter, das Windsurf-Segel, oder der Kiteschirm die Verlängerung des eigenen Ichs am Wasser ist, dann beginnt man mit den Elementen zu spielen. Jeder Move, jeder Trick, jedes Manöver wird zuerst im Kopf gefahren – lassen Sie die Bilder vor sich ablaufen – um dann das Manöver spielerisch aus dem Bauch heraus zu surfen. Gleichsam mit unsichtbaren Fühlern über die Handinnenflächen, über Gabelbaum und Rigg beim Windsurfen, über die Fersen- und Zehenballen beim Wellenreiten stellt man sich den Bedingungen. Es gilt, Wurzeln über die Fußsohlen in das Board zu schlagen und weiter in das Wasser. So können Sie über diese Bewußtseinserweiterung die äußeren Gegebenheiten schneller in sich aufnehmen und dadurch das eigene Können besser entfalten.

Der Ozean zieht die Menschen seit Jahrtausenden magisch an. Die Surfer spielen mit den Elementen des Ozeans. Es ist ein Spiel, das Vergnügen und ein Hochgefühl der Emotionen bereitet. Jede Welle ist anders und jedes Mal muss der Surfer sich auf neue Gegebenheiten einstellen. Der Tanz auf den Wellen ist Kunst und Sport zugleich. Entscheidend ist, die Kontrolle über die Elemente zu behalten und auch in Extremsituation nie die Kontrolle abzugeben. Erfahrene Surfer kennen den Ozean wie Ihre Westentasche und sind imstande, den Lauf der Wellen, der Strömungen und der sogenannten „Channels" zu lesen und zu antizipieren. Nicht umsonst gehören gerade „Bodysurfer" zu den am meisten bewunderten Athleten der Surfszene, die alleine mit ihrem Körper hohe Wellen kunstvoll surfen. Wellenreiten ist ein Sport, den man auch mit 70 oder 80 Jahren noch mit Hochgenuss betreiben kann. Auf dem sogenannten Longboard tummeln sich betagte Surfer an den Stränden Hawaiis, Australiens, Südfrankreichs und Californiens. Immer mehr Weltklasse-Surfer beweisen, dass sie mit 45 oder 50 Jahren noch internationale Wettbewerbe auf höchstem Niveau gewinnen können. Und Kinder, die gerade schwimmen gelernt haben, lernen am Boogieboard spielerisch das Reiten der Wellen.

Nehmen Sie sich beim nächsten Urlaub die Zeit, den Ozean näher kennenzulernen. Wenn heute Meereswasser in den Thalasso-Therapien verwendet wird, so hat das heilende Wirkung für Körper, Seele und Geist. Das Fruchtwasser, in dem die menschlichen Embryos heranwachsen, hat eine Salzkonzentration von knapp einem Prozent. Die selben Werte finden wir im Urmeer und im Blut des Menschen, das ebenfalls aus einem Prozent Salzkonzentration besteht. Wenn wir „ins Licht der Welt" gleiten und unseren ersten Schrei loslassen, dann haben wir den ersten „Ritt" hinter uns und sehnen uns wohl künftig nach mehr. In den Wellen des Ozeans werden wir fündig.

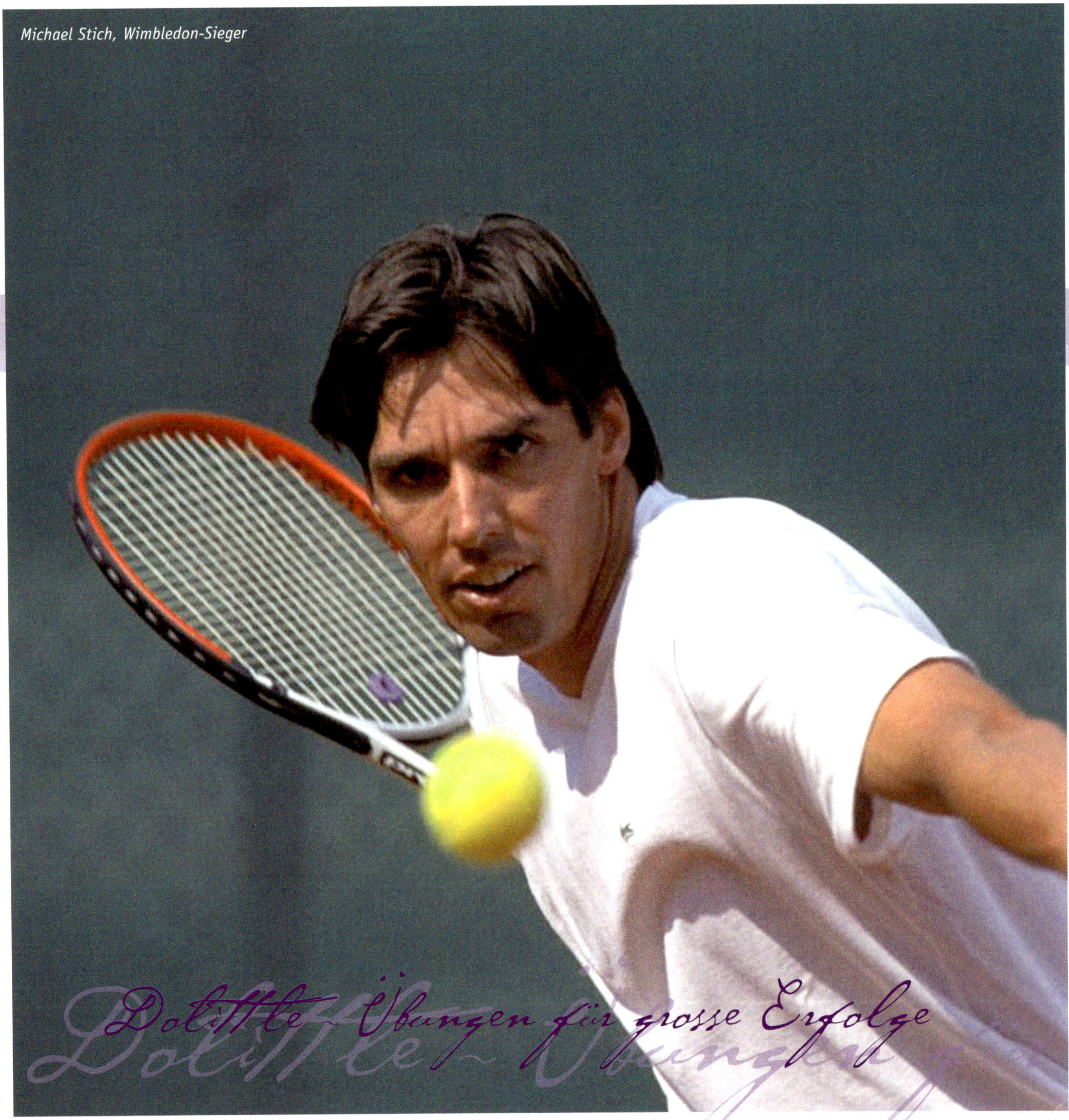

Michael Stich, Wimbledon-Sieger

Foto Juergen Tap

Dolittle-Übungen für grosse Erfolge

- - KAPITEL 7

DOLITTLE – DAS ÜBUNGSPROGRAMM FÜR GROSSE ERFOLGE

DAS SELBSTBEHANDLUNGSPROGRAMM

DIE STABILITÄTSÜBUNGEN

DIE MOBILITÄTSÜBUNGEN

DIE DOLITTLE-DEHNÜBUNGEN

DIE ÜBUNGEN ZUR ORGAN-MOBILITÄT

ÜBUNGEN MIT GERÄTEN: DAS X-CO

- - 7 DOLITTLE – ÜBUNGEN FÜR GROSSE ERFOLGE

Das Selbstbehandlungsprogramm für aktive Menschen nennen wir „DOlittle“. „A few exercices from your D.O. Thomas Little“...Übungen von D.O. Thomas Klein... Es sind einfache Übungen, die jeder in fünfzehn-zwanzig Minuten absolvieren kann. Sie brauchen nur eine Übungsmatte oder verwenden eine Bettdecke im Hotelzimmer als Unterlage. Die DOlittle Exercises ersetzen nicht Ihr Ausdauertraining, verbessern jedoch Ihre Stabilität und Statik. Die DOlittle-Dehnübungen dienen der Regeneration nach dem Ausdauertraining. Die „Heilenden Laute“ wiederum stärken durch bewusstes Atmen die Elastizität und Mobilität Ihrer inneren Organe. DOlittle dient Ihrem Wohlbefindungen und stärkt Ihren Körper als Ganzheit. Das Selbstbehandlungsprogramm unterstützt die Arbeit Ihres Osteopathen. Machen Sie mit und verinnerlichen Sie die Übungen, kümmern Sie sich bewusster um Ihren Körper.

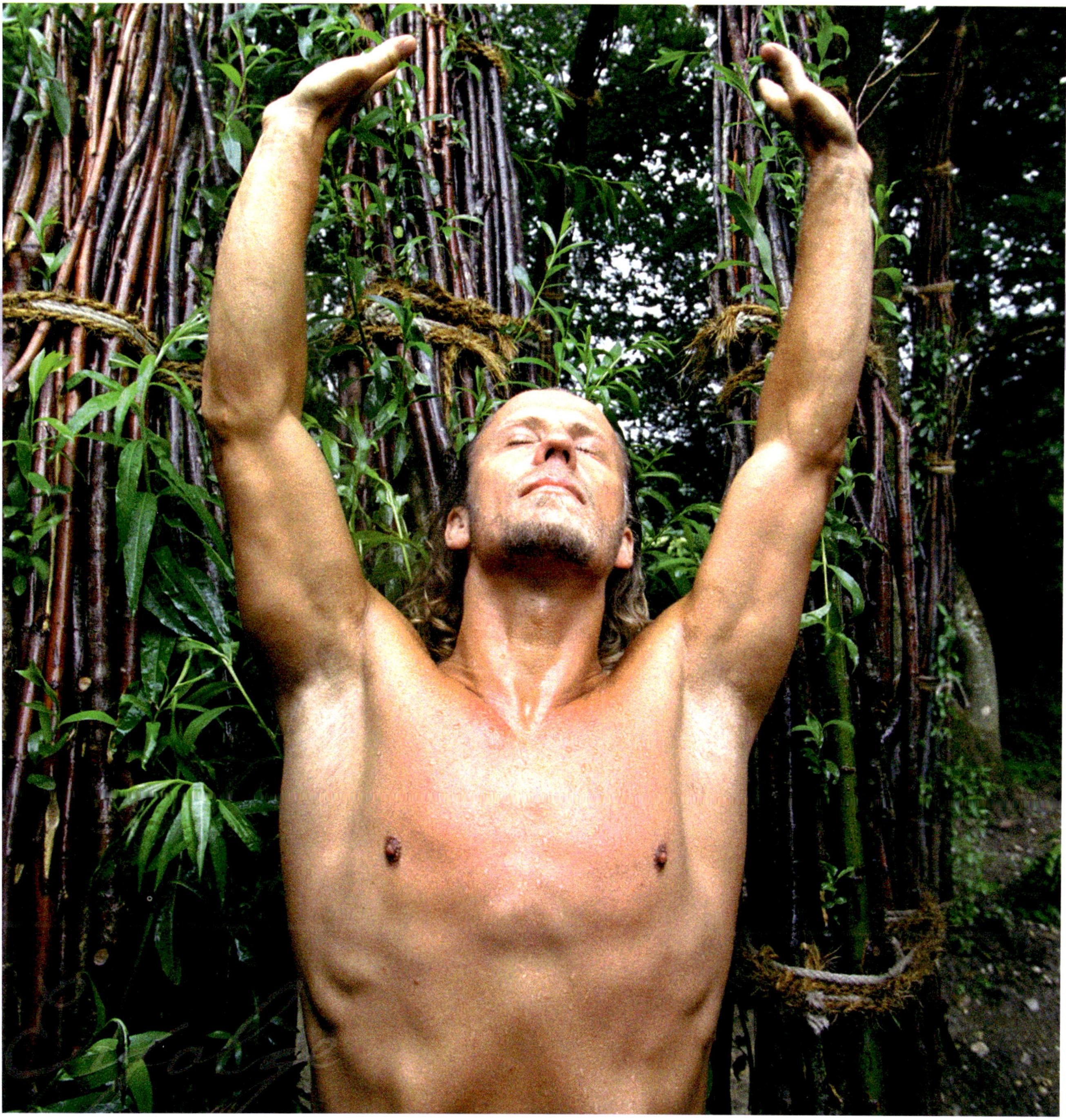

Foto Constanze Wild

THE DOLITTLE EXERCISES

Übungen zur Stabilität- und Statik-Verbesserung

Diese isometrischen Übungen richten den Körper aus und geben Ihnen eine Grundstabilität. Sie regulieren die Muskelketten und das Muskel-Ungleichgewicht, sodass Spieler, Mitspieler und Gegenspieler in Ihren Muskelgruppen ausgerichtet werden. Das Gleichgewicht zwischen vorderem und hinterem Körperbereich und der Muskulatur wird hergestellt.

Die Ursachen vieler schmerzhafter Blockaden oder Verletzungen von aktiven und sportlichen Patienten ist eine schlechte Statik des Körpers. So findet sich beim Meniskus-Patienten häufig eine Fehlstatik des Beckens als Erstursache. Die beinbeugende Muskulatur, die am Sitzbein beginnt und am Innenmeniskus bzw. Unterschenkel endet, ist direkt mit dem Innenmeniskus verwachsen. Nachdem das Becken rotiert dasteht, das heißt in einer Fehltstatik, kommt es zu Fehlspannungen beim Muskel. Die elastischen Fasern sind eingeschränkt oder behindert. Dadurch kann der Muskel nicht schnell genug entspannen. Bei einer explosionsartigen Bewegung – wie bei einem Schuss mit dem Fussball – kommt es zum Abriss.

Unsere Empfehlung für die ersten 6 Monate:

Monat 1 – 2:
Nur Stabilisationsübungen
Mind. 2 – 3 mal die Woche in Serien von 10x10x10
10 sec Anspannung
10 sec Pause
10 Wiederholungen

Monat 3:
Ausschließlich Mobilitätsübungen, in Form der DOlittle-Dehnungsübungen
Mind 2 – 3 mal die Woche in Serien von 3x30x30
3 Wiederholungen
30 Secunden halten
30 sec Pause
Monat 4 – 6:
Stabilisation und Mobilität in Kombination
2 – 3 mal die Woche

Überprüfen sie sich selbst. Wo sind Ihre Defizite? Ist der Baumuskel zu schwach? Ist die Rückenmuskulatur zu schwach oder einseitg belastet? Wenden Sie sich vertrauensvoll an Ihren Sportphysiotherapeuten oder Ihren Fitnesstrainer.

1.DAS YPSILON

Ziel: Stabilisation der hinteren Längsmuskulatur
Legen Sie sich auf den Bauch und eventuell ein kleines Kissen unter dem Bauch.
Die Beine bleiben am Boden.
Der Kopf wird in Verlängerung der Wirbelsäule abgehoben, d.h. man erzeugt ein Doppelkinn.
Der Po ist angespannt, die Daumen zeigen nach oben Richtung Decke.

Variante A
Strecken Sie die Arme im Winkel von 90 Grad zur Seite und nach oben.

Variante B
Strecken Sie die Arme im Winkel von 45 Grad zu Kopf.

Variante C
Strecken Sie die Arme gerade nach vorne und die Daumen nach oben. Führen Sie diese Übung nur aus, wenn Sie dazu in der Lage sind.

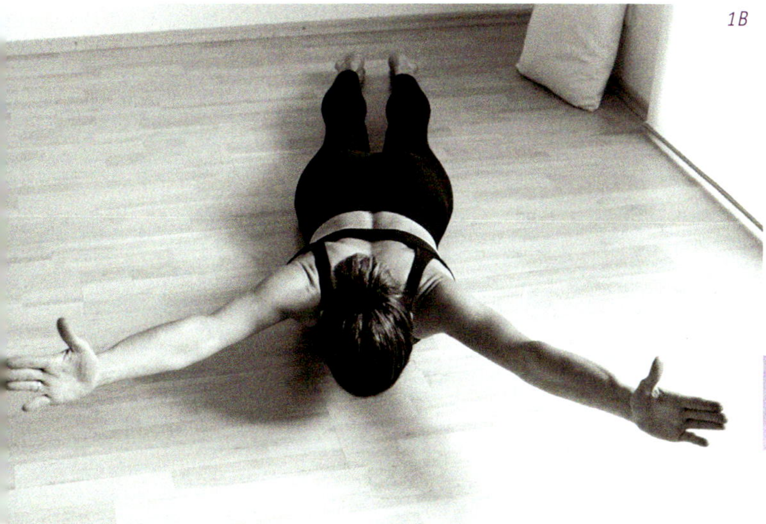

1B

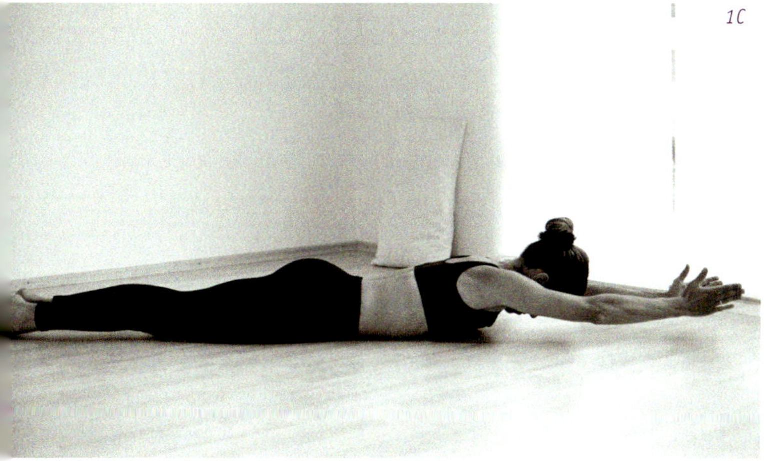

1C

Fotos Constanze Wild

2.DAS SEITLICHE YPSILON

Ziel: Stabilisation der seitlichen Rumpfmuskulatur

Variante A

Legen Sie sich zur Seite, zuerst auf die rechte, dann auf die linke.
Stützen Sie sich auf den Ellbogen.
Der Unterarm liegt flach auf zur Stabilisation.
Die Beine sind gestreckt.
Der Po ist angepannt, die Zehen zeigen Richtung Nase.
Heben Sie nun den Po in Verlängerung der Wirbelsäule an und halten diese Stellung wiederum für 10 sec.

Variante B

Strecken Sie den freien oberen Arm zur Decke, die Finger zeigen nach oben.
Bauen Sie die Unterstützungsfläche ab.

Variante C

(erst nach 6 Monaten Grundtraining zu empfehlen)
Heben Sie zusätzlich das obere Bein ab, die Ferse zeigt Richtung Decke.
Die Übung ist auch dynamisch möglich, in dem Sie das Bein auf- und abbewegen.

2A

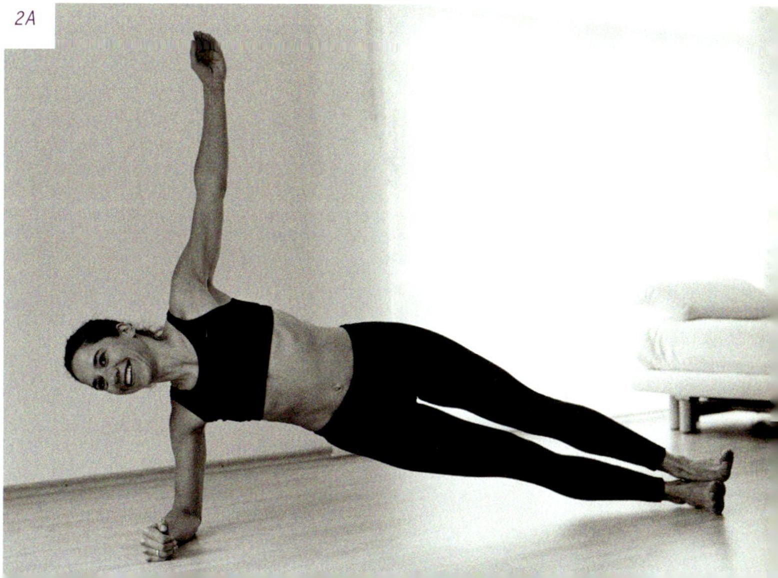

3. KÄFER

Ziel: Stabilisation der vorderen Bauchmuskelketten, es werden alle Bauchmuskeln stabilisiert, sowohl die geraden, schrägen und die rotierenden Bauchmuskeln.

Variante A

Legen Sie sich auf den Rücken, Ihre Oberschenkel sind in Stufenhaltung, d.h. 90 Grad zum Rumpf gebeugt, die Unterschenkel 90 Grad zu den Oberschenkeln. Die Arme öffnen sich nun nach hinten, der Kopf ist in Verlängerung der Wirbelsäule abgehoben. Bringen Sie den rechten Arm langsam zum linken Knie im Wechselspiel mit dem linken Arm. Ein Arm ist immer in Vordehnung gestreckt nach hinten. Ihr Kopf dreht sich entsprechend der Armbewegung in Verlängerung mit.

Variante B

Koordination zwischen Arm und Bein.
Stellen Sie sich einen Käfer am Rücken liegend vor.
Jetzt entsteht eine Eigendynamik mit den Beinen.
Die Hände berühren dabei kurz den Innenknöchel des gegenüberliegenden Beines.

Variante C

Erst nach 6 Monaten Training zu empfehlen.
Gegenüberliegendes Bein und gegenüberliegender Arm sind im langem Hebel gestreckt. Ausführung wie Variante B.

3A

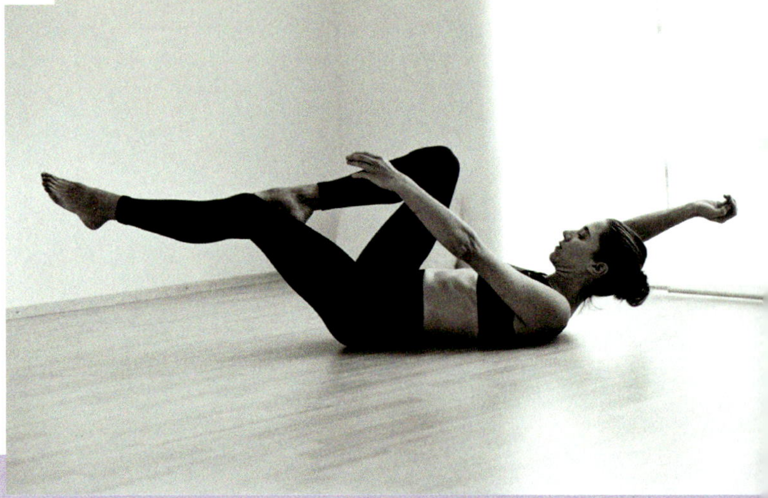

3B

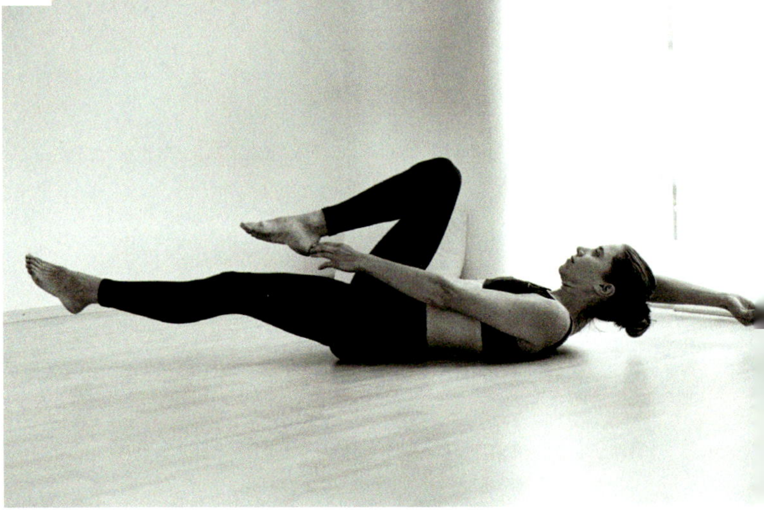

3C

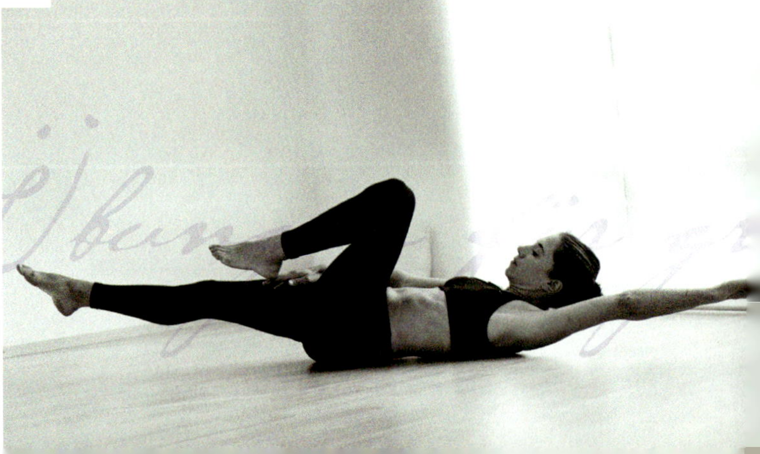

DIE DOLITTLE – DEHNÜBUNGEN

Diese Übungen dienen nur der Regeneration und sind keine Dehnübungen vor dem Sport, sondern ausschließlich nach körperlicher Belastung.

Ziel ist, ein muskuläres Gleichgewicht zu finden zwischen den einzelnen Muskelketten und die Ausrichtung der einzelnen Muskelfasern zu optimieren. Eine maximale Durchblutung der Muskulatur dient der Ernährung des Muskeln, da im Blut alle Nährstoffe für die Regeneration des Muskels enthalten sind. Je früher ein sportlich aktiver Mensch dehnt, desto eher kann man Gelenkseinschränkungen erkennen und vermeiden, die im Alter unweigerlich auftreten. Durch sogenannte Mikrotraumen, wie z.B. Muskelkater, Schläge, Stöße (beim Joggen, Mountainbiken, Skaten, Surfen) muss sich das Gelenk stabilisieren und lässt in Folge Rotationen nicht mehr zu.

Achten Sie bei allen folgenden Übungen auf einen geraden Rücken!

1. Po-Mobilisation

Legen Sie sich auf den Rücken.
Ein Bein wird überschlagen, das überschlagende Bein wird gedehnt.
Mit beiden Händen fassen Sie um den angebeugten Oberschenkel durch die Lücke. Der Kopf wird durch ein Kissen gestützt und bleibt liegen.

2. Rectus-Dehnung (Dehnung der Oberschenkel-Vorderseite)

Legen Sie sich auf die Seite und beugen Sie beide Beine an.
Stützen Sie den Kopf auf die Hand des unteren Arms.
Die Hand des oberen Arms greift oberhalb des Sprunggelenks an und deht das obere Bein durch eine Hüftstreckung nach hinten. Zur Intensivierung schieben Sie das Knie noch einen Zentimeter nach unten.

1

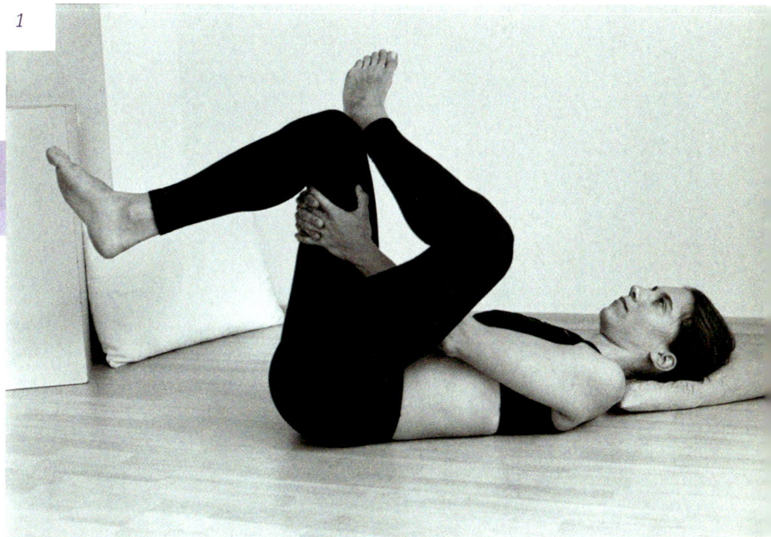

2

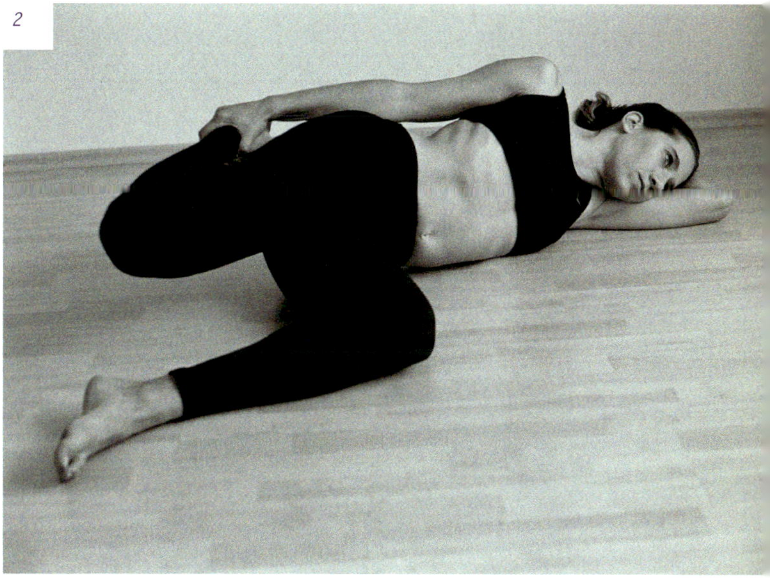

Fotos Constanze Wild

3. Dehnung der kurzen Adduktoren

Setzen Sie sich mit dem Rücken zur Wand und achten Sie dabei auf einen geraden Rücken.
Ihre Knie sind angebeugt, die Fersen sind so dicht wie möglich am Po.
Die Knie werden nun vorsichtig nach aussen gedrückt.

3

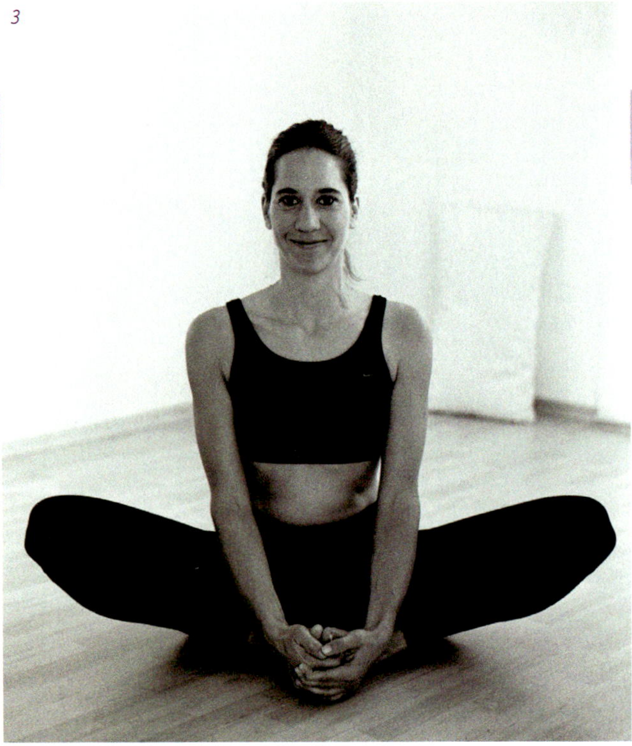

4. Dehnung der langen Adduktoren

Sie sitzen in Grätsche, Ihre Fuß-Spitzen zeigen nach oben.
Die Beine werden so weit wie möglich auseinander gegrätscht.
Stützen Sie sich mit den Händen nach hinten.
Kippen Sie Ihr Becken nach vorne, dabei kommt es zu einer Dehnung der Oberschenkel-Innenseiten.

4.1

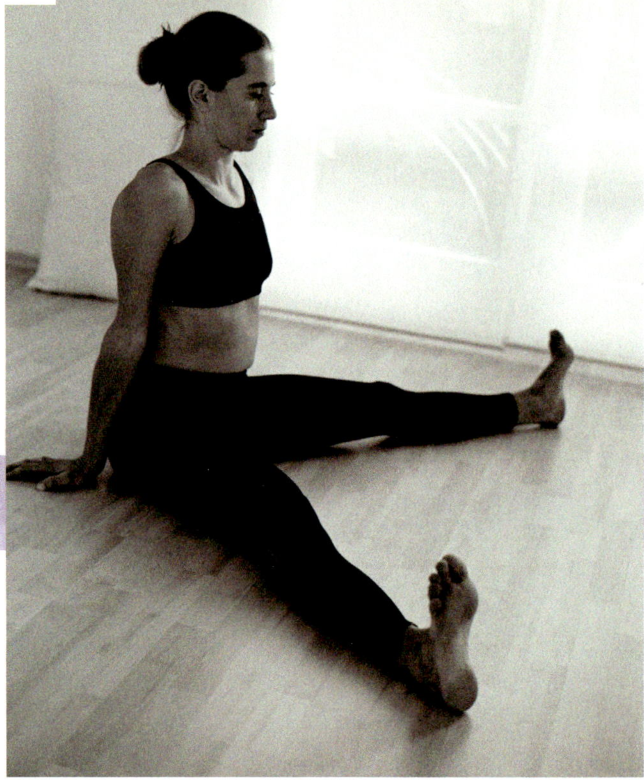

4.2

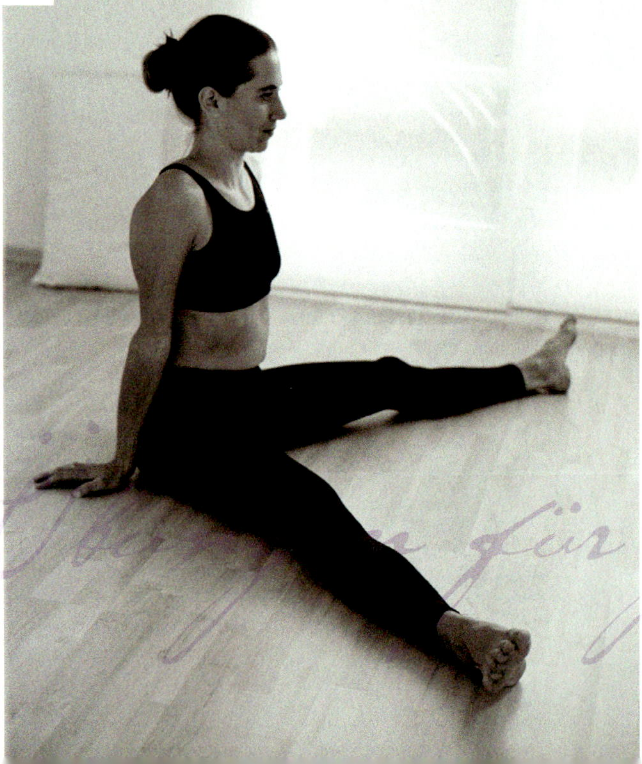

5. Ischias Dehnung

Kombinationsdehnung zwischen beinbeugender Muskulatur und Wade

Legen Sie sich auf den Rücken.
Legen Sie Ihren Kopf auf ein Kissen.
Nehmen Sie ein Handtuch oder Gurten und legen Sie den Gurten um die Fußspitze. Ziehen Sie das gestreckte Bein achsengerecht nach oben.
Die Ferse dreht dabei leicht nach aussen und mit Hilfe des Handtuchs oder Gurtens wird die Fußspitze Richtung Nase gezogen.
Dadurch entsteht ein Zug in der Kniekehle.

5

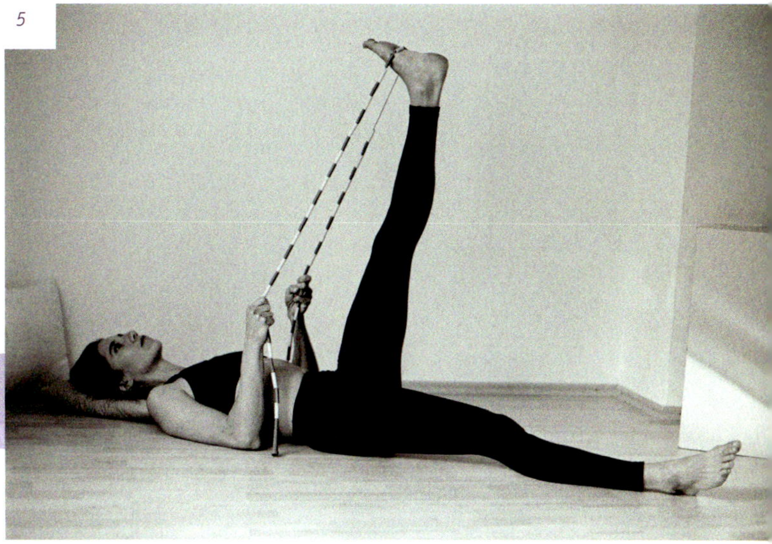

6. Radfahren in Seitenlage

Diese Übung empfehlen wir im Unterschied zu den obigen zum Warmmachen vor sportlicher Aktivtät. Sie beugen damit aktiv Muskelzerrungen vor, die jeder sportlich aktive schon mal erlebt hat. Gerade in kalten Wintermonaten ist es unumgänglich, gezielt und intensiv aufzuwärmen.

Eine Minute auf jeder Seite, für Geübte drei Minuten auf jeder Seite. Diese Übung stabilisiert den Rumpf in der Dynamik.

Legen Sie sich auf die Seite.
Das Becken ist stabil, Sie stützen sich mit der vorderen Hand ab, um Stabilität zu gewährleisten.
Beide Beine werden leicht abgehoben, sodass eine großzügige Radbewegung stattfinden kann.
Stützen Sie Ihren Kopf mit Kissen oder Hand, und achten Sie auf einen geraden Rücken.

6

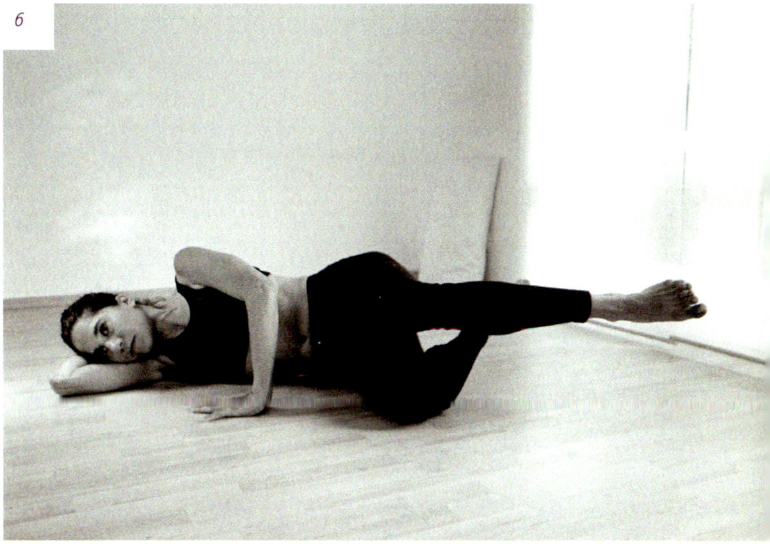

Fotos Constanze Wild

ÜBUNGEN FÜR ORGAN-MOBILITÄT

Mobilisieren Sie Ihre Organe durch bewusstes Atmen. Sinn ist, die Elastitzität der Organe und die Mobilität in allen Richtungen zu stärken. Lösen Sie durch bewußte Atmung Fixierungen und Verklebungen. Sie erreichen eine Mehrdurchblutung der Organe, die Eigenbewegung (Motilität) der Organe und ihre Bewegung im Körper (Mobilität) wird gestärkt und geschult. Nützen Sie Bereiche aus östlichen Philosophien und Heilmethoden für Ihr Wohlbefinden, es ist jahrtausende altes Wissen der Menschheit und unterstützt Ihren inneren Frieden und Ihre Gesundheit. Unterstützen Sie bewusst die Arbeit Ihres Osteopathen durch diese Eigenbehandlung. Sie übernehmen damit Verantwortung für Ihre Gesundheit.

Viele Krankheiten haben Stress als Erstauslöser, der sich in Ihren Organen festsetzt. Die Organe werden geschwächt und somit Ihr ganzer Körper anfällig und im Ungleichgewicht.

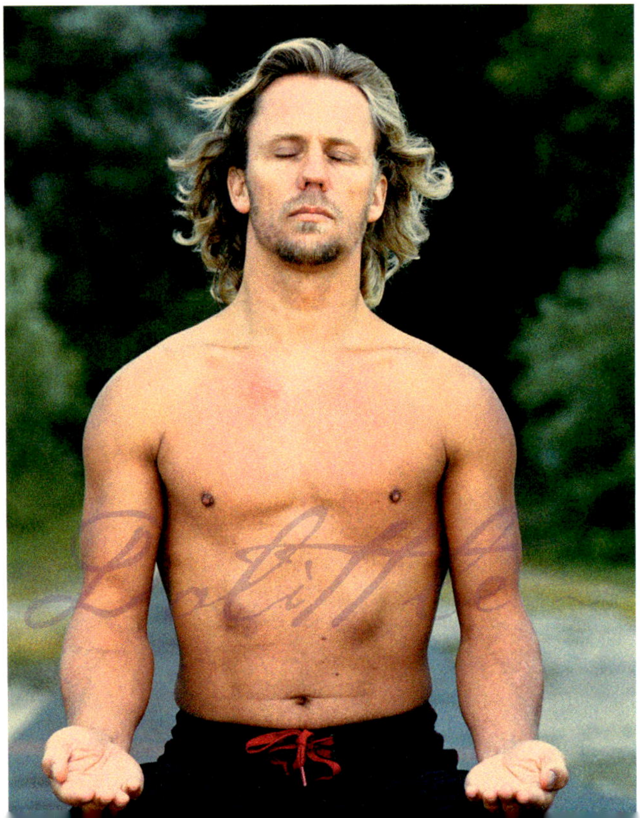

Verklebungen oder Entzündungen im Dickdarm können Auslöser für Bandscheiben-Vorfälle sein (vgl. Kapitel 2).
Mit den Übungen für Organ-Mobilität, die wir Ihnen hier vorstellen, arbeiten Sie selbst im Sinne der Osteopathie an Ihrem Körper und Körperbewußtsein. So setzen sich etwa Depressionen im Bereich der Lunge fest und können zu verschiedensten Entzündungen im Brustraum und Atembereich führen. Menschen, die von Natur aus ängstlich sind, können mit diesen Übungen Ihre Nieren stärken und gelassener werden im täglichen Leben. Die Nieren gelten in östlichen Medizinsystemen als „Tor des Lebens", starke Nieren garantieren ein gesundes langes Leben.

DIE SECHS HEILENDEN LAUTE

Die Sechs Heilenden Laute entstammen dem Gesundheitssystem des „Healing Tao", das aus der Traditionellen Chinesischen Medizin & anderen östlichen Philosophien entstanden ist und von Master Mantak Chia begründet und in den Westen gebracht worden ist in den 80er Jahren. Sie können die Laute in jeder Position praktizieren, am besten allerdings im Sitzen. Die Laute sollten gleichmäßig, langsam und zunächst im Flüsterton, d.h. ohne Stimmeinsatz, ausgeführt werden – dabei artikulieren Lippen, Zähne und Zunge den Laut. Um die Wirkung zu intensivieren, können Sie später den Ton ganz wegnehmen und die Schwingungen so nach innen richten, dass Sie nur den Laut wahrnehmen.
In der Traditionellen Chinesischen Medizin sind jedem Organ Emotionen, Erdelemente, Jahreszeiten, Wetter, Farben, Sinne und Körperteile zugeordnet. Die Tabellen erläutern diese Zugehörigkeiten. Setzen Sie sich auf einen Stuhl, Sie sitzen am besten an der Kante und legen die Hände mit dem Handrücken auf Ihre Oberschenkel. Das ist Ihre Ausgangsposition. Üben Sie jeden Laut mindestens drei – bis sechsmal und unbedingt in der vorgegebenen Reihenfolge.

1. Der Heilende Laut für die Lunge

Hauptorgan:	Lunge
Nebenorgan:	Dickdarm
Element:	Metall
Jahreszeit/Wetter:	Herbst - Trockenheit
Negative Emotionen:	Trauer, Kummer, Depression
Positive Emotionen:	Mut, Rechtschaffenheit,Anpassungsfähigkeit, Loslassen, Leere
Laut:	SSSS
Körperteile:	Brust, Innenseite der Arme
Sinne:	Nase – Geruch – Schleimhäute, Haut
Geschmack:	scharf
Farbe:	weiß

Bewegungsablauf:
Mit tiefem Einatmen heben Sie die Arme vorne hoch und folgen mit den Augen. Auf Augenhöhe beginnen Sie die Handflächen nach oben zu drehen. Heben Sie die Hände über den Kopf und blicken Sie nach oben. Die Ellbogen bleiben gerundet und Sie spüren eine Streckung von den Handwurzeln über Unterarme, Ellbogen und Oberarme bis in die Schultern.

Der Laut:
Schließen Sie die Kiefer , sodass sich die Zähne sanft berühren und teilen Sie die Lippen etwas. Ziehen Sie die Mundwinkel nach hinten und atmen Sie auf den Laut SSSS aus. Dabei lassen Sie den Atem durch den Spalt zwischen den Zähnen strömen und atmen in einem Zug langsam, gleichmäßig und ohne Stimmeinsatz aus. Stellen Sie sich vor, wie mit der Luft überschüssige Hitze, kranke Energie, Trauer, Kummer und Depression entweichen.

Ruhepause:
Bringen Sie die Arme langsam wieder nach unten, indem ie die Schultern sanft senken. Legen Sie die Handrücken wieder auf die Oberschenkel. Schließen Sie die Augen und atmen ruhig und bewußt in die Lungen. Stellen Sie sich vor, wie Mut und Rechtschaffenheit in Ihre Lungen einströmen. Nachdem sich Ihr Atem beruhigt hat, wiederholen Sie die Übung drei bis sechsmal.

1

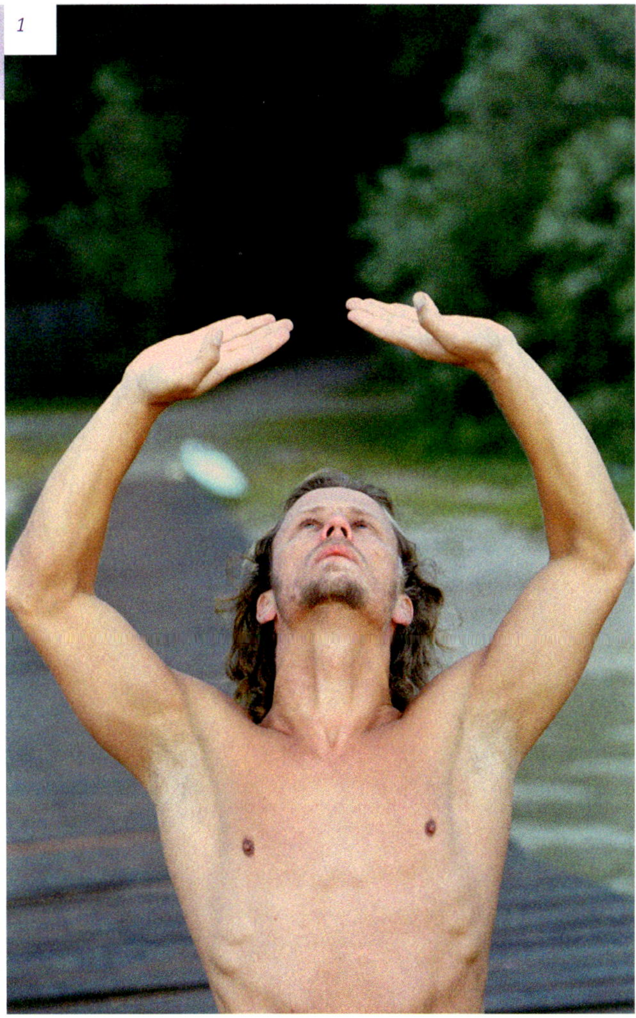

2. Der Heilende Laut für die Nieren

Hauptorgan	Nieren
Nebenorgan	Blase
Element	Wasser
Jahreszeit / Wetter	Winter / Kälte
Negative Emotionen	Furcht, Schrecken, Streß
Positive Emotionen	Sanftheit, Stille, Wachheit, Gelassenheit
Laut	Kerze ausblasen
Körperteile	Seites des Fußes, Innenseiten der Beine, Brust, Knochen
Sinne	Ohren – Gehör
Geschmack	salzig
Farbe	dunkelblau / schwarz

Bewegungsablauf:
Schließen Sie die Beine, sodass Knie und Knöchel sich berühren Atmen Sie tief ein und beugen Sie sich vor. Dabei fassen Sie mit den Fingern der rechten Hand um die linke Hand, legen die Hände um die Knie und spannen die Arme so an, daß Sie an der Stelle der Nieren im Rücken einen Zug spüren. Schauen Sie nach oben und kippen Sie den Kopf ohne Anspannung nach hinten.

Der Laut:
Runden Sie die Lippen und führen Sie den Laut geräuschlos so aus, als ob Sie eine Kerze ausblasen wollten. Gleichzeitig ziehen Sie die Bauchdecke zwischen Brustbein und Nabel nach hinten in Richtung Wirbelsäule. Stellen Sie sich vor, dass dabei überschüssige Hitze, feuchte und kranke Energie und Furcht aus der Niere gepresst wird.

Ruhepause:
Nach dem vollständigen Ausatmen setzen Sie sich wieder aufrecht hin, atmen langsam in die Nieren ein und stellen Sie sich vor, wie dabei Sanftheit die Nieren erfüllt.

Stellen Sie die Beine wieder auseinander und legen Sie die Handrücken auf die Oberschenkel. Schließen Sie die Augen und atmen sie normal und bewußt in Ihre Nieren. Nachdem sich Ihr Atem beruhigt hat, wiederholen Sie die Übung drei bis sechsmal.

2

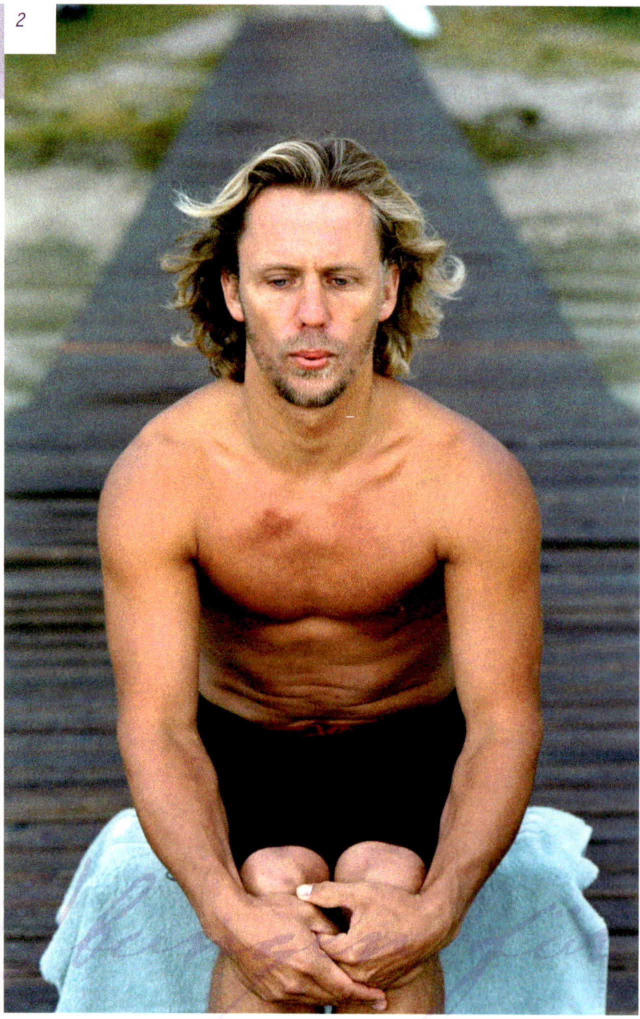

3. Der Heilende Laut für die Leber

Hauptorgan	Leber
Nebenorgan	Gallenblase
Element	Holz
Jahreszeit / Wetter	Frühling / Wind
Negative Emotionen	Ärger, Wut, Aggressivität
Positive Emotionen	Freundlichkeit, Tatkraft, Phantasie, Offenheit
Laut	SCHHH
Körperteile	Innenseite der Beine, Leisten, Zwerchfell, Rippen
Sinne	Gesichtssinn – Augen
Geschmack	sauer
Farbe	grün

Bewegungsablauf:
Strecken Sie die Arme zur Seite im Winkel von 90 Grad, mit den Handflächen nach oben.
Atmen Sie tief ein und bringen Sie die Hände langsam nach oben über den Kopf. Folgen Sie mit den Augen. Verschränken Sie die Finger und drehen Sie die Handflächen nach oben. Drücken Sie die Handwurzeln heraus und spüren Sie die Streckung durch die Arme bis in die Schultern. Dabei strecken Sie den rechten Arm etwas mehr, um einen sanften Zug auf die Leber auszuüben.

Der Laut:
Atmen Sie ohne Stimmeinsatz auf den Laut SCHHH aus. Spüren Sie, wie überschüssige Hitze und Ärger entweichen.

Ruhephase:
Nachdem Sie vollständig ausgeatmet haben, lösen Sie die Finger und führen Sie die Arme mit herausgedrückten Handwurzeln auf den Seiten anch unten, indem Sie die Schultern sanft senken. Atmen Sie dabei langsam in die Leber und stellen Sie sich vor, wie Freundlichkeit die Leber erfüllt.

Zuletzt legen Sie die Handrücken auf die Oberschenkel und ruhen. Wiederholen Sie die Übung drei bis sechsmal.

3

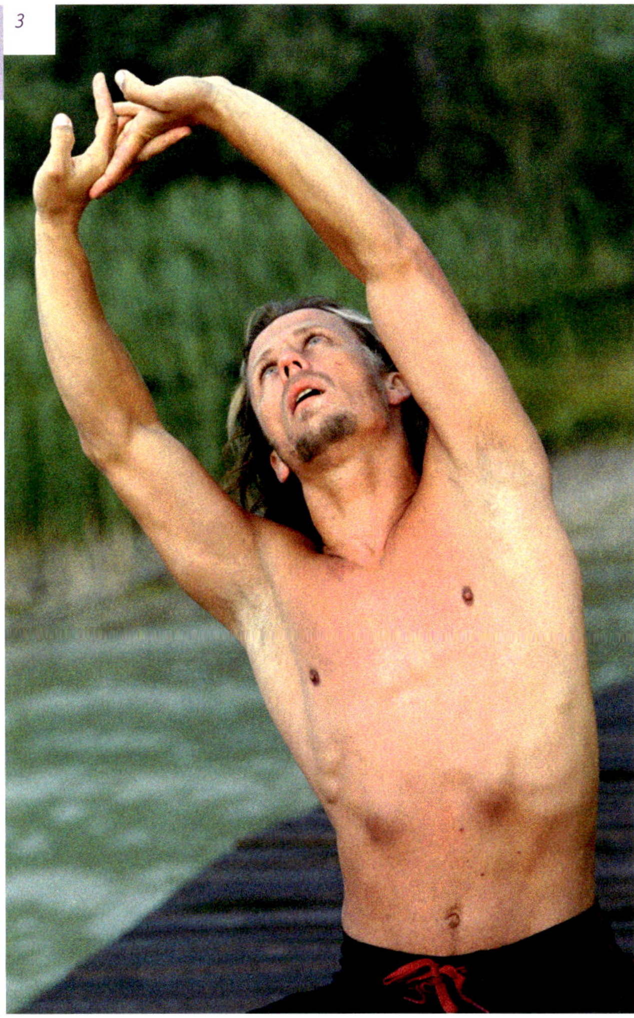

4. Der Heilende Laut für das Herz

Hauptorgan	Herz
Nebenorgan	Dünndarm
Element	Feuer
Jahreszeit / Wetter	Sommer / Hitze
Negative Emotionen	Ungeduld, Arroganz, Hektik, Launenhaftigkeit, Grausamkeit, Gewalt
Positive Emotionen	Freude, Liebe, Glück, Ehre, Respekt, Aufrichtigkeit, Kreativität, Enthusiasmus, Temperament, Ausstrahlung
Laut	HHAAA
Körperteile	Armhöhlen, Innenseite der Arme
Sinne	Zunge – Rede
Geschmack	bitter
Farbe	rot

Bewegungsablauf:
Atmen Sie tief ein und führen Sie die Bewegungen so aus wie beim Leber-Laut, wobei Sie aber am Ende den linken Arm etwas mehr strecken.

Der Laut:
Öffnen Sie den Mund, runden Sie die Lippen und atmen Sie auf den Laut HHAAA ohne Stimmeinsatz aus. Dabei stellen Sie sich vor, dass der Herzbeutel Hitze, Ungeduld, Hektik und Arroganz abgibt.

Ruhephase:
Nachdem Sie vollständig ausgeatmet haben, lösen Sie die Finger und führen Sie die Arme mit herausgedrückten Handwurzeln auf den Seiten nach unten, imdem Sie die Schultern sanft senken. Atmen Sie dabei bewusst in das Herz und stellen Sie sich vor, wie Freude, Ehrgefühl, Aufrichtigkeit und Kreativität ins Herz einströmen.

Wiederholen Sie die Übung drei bis sechsmal.

4

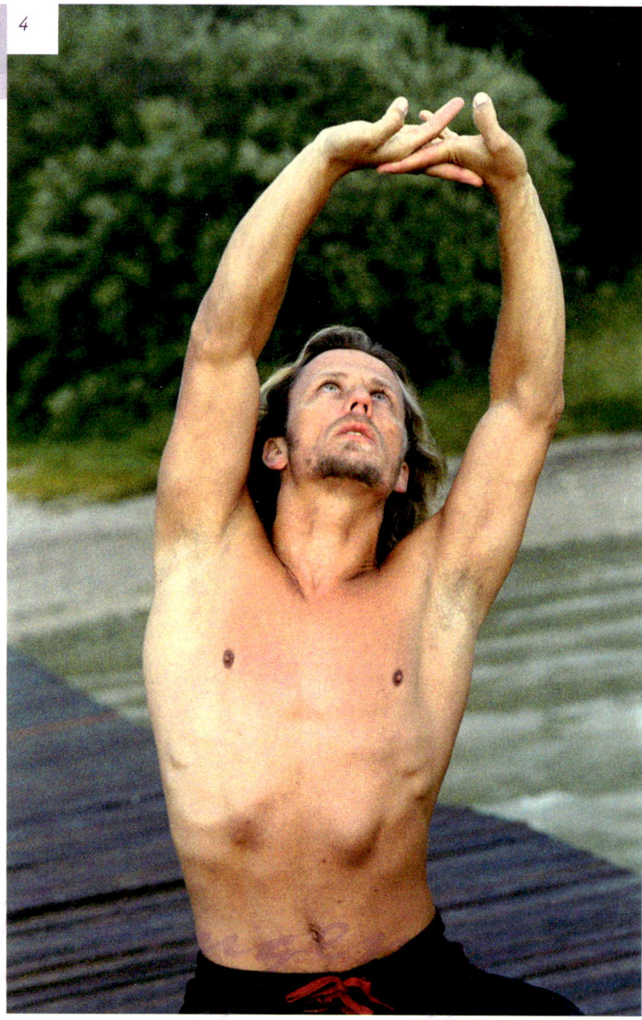

5. Der Heilende Laut für die Milz

Hauptorgan	Milz
Nebenorgane	Bauchspeicheldrüse, Magen
Element	Erde
Jahreszeit / Wetter	Spätsommer / Feuchtigkeit
Negative Emotionen	Sorgen, Grübeln, Sentimentalität
Positive Emotionen	Offenheit, Mitgefühl, Zentriert sein, Musikalität, Ausgeglichenheit
Laut	HHUUU
Körperteile	Innenseite der Beine, Leisten, Rippen
Sinne	Mund – Geschmack
Geschmack	neutral, süß
Farbe	gelb

Bewegungsablauf:
Atmen Sie tief ein und legen Sie die Fingerspitzen auf den Magen, die Zeigefinger unterhalb des Brustbeins etwas zur linken Seite hin

Der Laut:
Pressen Sie mit den Fingern auf den Magen, drücken Sie dabei den mittleren Rücken heraus, und atmen Sie dabei ohne Stimmeinsatz auf den Milz-Laut HHUUU aus, den Sie in den Stimmbändern spüren. Vertreiben Sie überschüssige Hitze, Nässe und Feuchte, Sorgen und Wehleidigkeit aus der Milz.

Ruhephase:
Atmen Sie bewusst in Milz, Bauchspeicheldrüse und Magen und stellen Sie sich vor, wie Ausgeglichenheit und Mitgefühl in diese Organe einströmen. Legen Sie die Handrücken wieder auf die Oberschenkel, schließen Sie die Augen und atmen Sie normal.

Wiederholen Sie die Übung drei bis sechsmal.

5

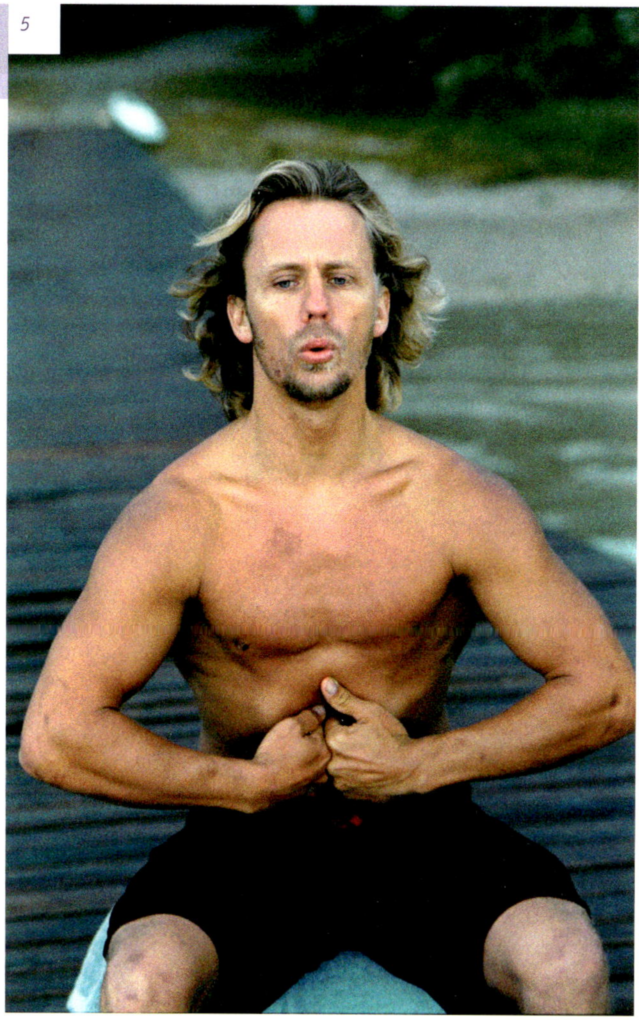

6. Der Dreifache Erwärmer

Der Begriff „Dreifacher Erwämer“ bezieht sich im Healing Tao auf die drei Energiezonen des Körpers, die nach dem Tao unterschiedliche Temperaturen haben. Die obere Zone, bestehend aus Gehirn, Herz und Lungen, ist heiß. Die mittlere Zone, bestehend aus Leber, Nieren, Magen, Bauchspeicheldrüse und Milz, ist warm. Die untere Zone, in der sich Dünndarm, Dickdarm, Blase und Sexualorgane befinden, ist kalt. Der Dreifache Erwärmer-Laut sorgt für Temperaturausgleich in diesen drei Zonen, indem heiße Energie nach unten und kalte Energie nach oben befördert wird. Dies verhilft zu einem gesunden Schlaf. Gegen Stress ist dieser Laut ebenfalls sehr wirksam. Mit dem Dreifachen Erwärmer ist keine Jahreszeit, keine Farbe und keine Emotion assoziiert.
Bewegungsablauf:
Legen Sie sich auf den Rücken, die Arme sind am Körper angelegt mit den Handlächen nach oben. Bei Schmerzen im unteren Rücken können Sie ein Kissen unter die Knie legen. Mit geschlossenen Augen atmen Sie nacheinander tief in die drei Körperzonen ein – Brust, Magen und Unterleib.

Der Laut:
Atmen Sie leise auf HHIII aus und stellen Sie sich vor, dass eine große Walze die Luft von oben nach unten aus Ihnen herauspresst. Dabei werden Brust, Bauch und Unterleib flach wie ein Blatt Papier und fühlen sich leicht, hell und leer an.

Ruhephase:
Atmen Sie wieder normal und richten Sie Ihre Aufmerksamkeit auf den Verdauungstrakt.
Wiederholen Sie den Laut drei bis sechsmal.

Selbstheilung beginnt bei Ihnen. Sie können Ihr Leben steuern und bewusst in eine gesunde Richtung lenken und gesund erhalten. Sie selbst haben es in der Hand. Als Jugendlicher, als Erwachsener und als älterer Mensch steuern Sie Ihr Leben durch Ihre bewussten Aktivitäten. Jeder Mensch hat das Potential, durch einfache Übungen sich selbst zu stärken und somit die Einheit Körper-Seele-Geist in Balance zu bringen – im Sinne der osteopathischen Prinzipien. Integrieren Sie DOLittle in Ihr tägliches Leben.

6

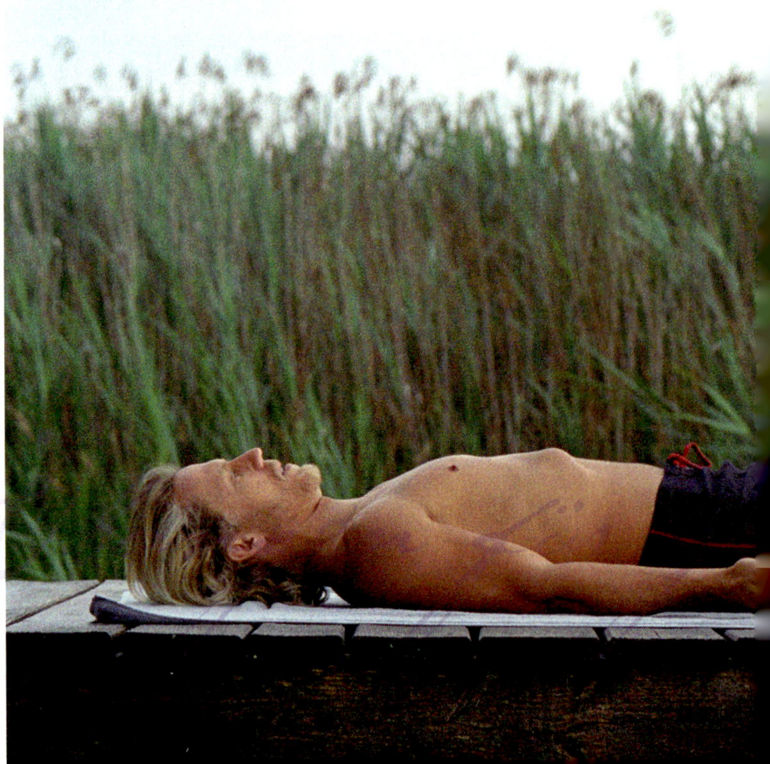

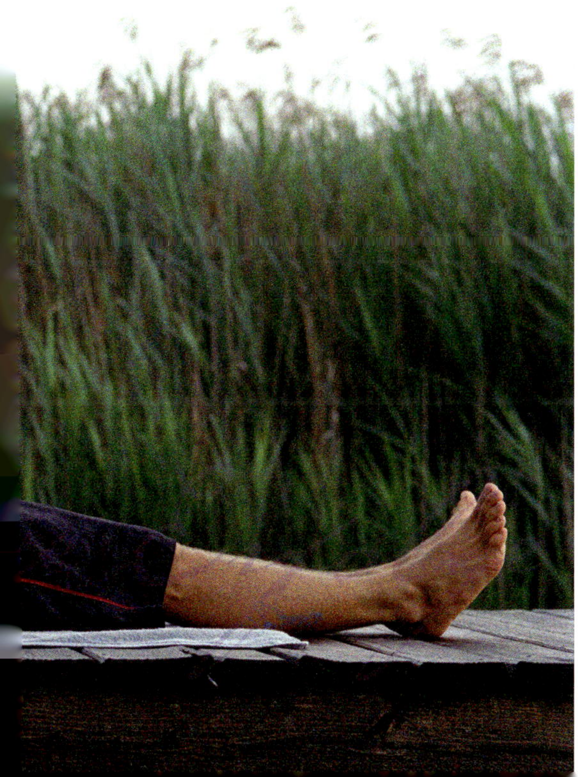

Fotos Constanze Wild

TRAINING MIT GERÄTEN

Der Xco-Trainer

Seit einigen Jahren ist dieses Gerät nun auch für den Breiten- und Freizeitsportler auf dem Markt. Weltklasse-Athleten verwenden den Xco-Trainer mit großem Erfolg.

Durch dynamisches Hin- und Herbewegen des Behälters wird die lose Masse explosiv von einer Seite zur anderen geschleudert. Dieses Hin und Her bewirkt in der Muskulatur ein gleichzeitiges Anspannen von Spieler und Gegenspieler, wie beispielsweise Bizeps (Armbeuger) und Trizeps (Armstrecker). Aufgrund dieser so genannten Co-Kontraktion ist das Gelenk geschützt.

Das Geheimnis des Xco liegt darin, dass es sich nicht um tote Masse wie etwa bei einer Hantel, sondern um lose Masse handelt. Diese lose Masse trifft jeweils verzögert am Ende des Behälters auf. Dies signalisiert der Muskulatur eine gewisse Vorspannung zu erzeugen. Der dabei entstehende „reaktive impact" regt das tiefliegende Bindegewebe an, schneller und vermehrt neue Zellen zu produzieren. Kapseln, Bänder, Sehnen und muskuläres Bindegewebe werden bei einem höchst intensiven Training regeneriert! Das Xco-Training bewirkt eine höhere Flexibilität Ihres Bindegewebes.

Wir empfehlen das Xco allen Leistungssportlern, als auch aktiven Menschen.
Erarbeiten Sie mit Ihrem Fitnesstrainer oder Sportphysiotherapeuten ein maßgeschneidertes Programm.

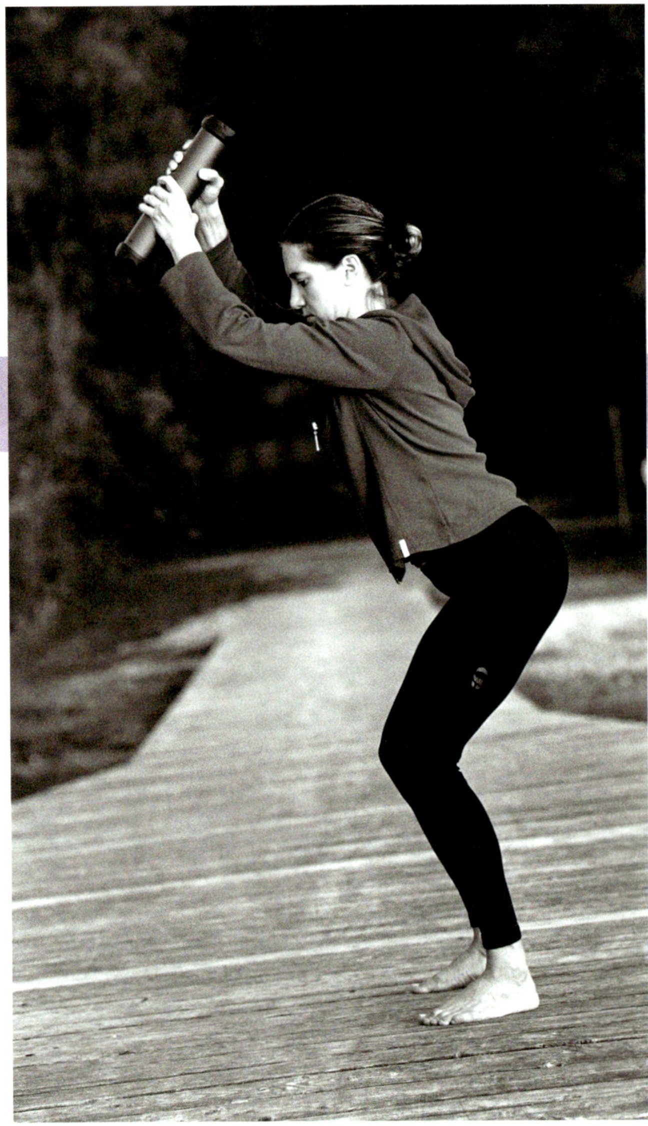

Fotos Constanze Wild

Exklusives Angebot für die Leser von „Osteopathie – Surfen im Körper":

Xco-Trainer für 60 Euro brutto statt 69 Euro brutto:
Power und Dynamik kombiniert mit exzellentem Workout für Bauch-, Rücken- und Schultergürtel-Muskulatur und für collagenes Bindegewebe.

SHOPCODE 787336

Auf der Webseite www.xco-trainer.de können Sie im Shop mit dem Shopcode: **787336** das Xco in den folgenden Varianten bestellen:

Art. Nr. 345 - XCO Osteopathie-Paket – L brutto 60 €
Art. Nr. 346 - XCO Osteopathie-Paket – M brutto 60 €
Art. Nr. 347 - XCO Osteopathie-Paket – S brutto 60 €

Dieses Angebot besteht aus einem Xco-Trainer und Trainingsposter zzgl. Versandkosten innerhalb von Deutschland und Österreich.

Literaturempfehlungen:

Christina Kessler
„amo ergo sum – Ich liebe, also bin ich“ Heyne Verlag
www.christinakessler.com

Christina Kessler
„Herzensqualitäten – Die Intelligenz der Liebe“
Integral Verlag
www.christinakessler.com

Mantak Chia
"Tao Yoga des Heilens" Ansata Verlag
www.universal-tao.com

"Natur & Heilen"
Monatzeitschrift für naturgemäßes Leben und ganzheitliches Heilen, Natur & Heilen Verlag, www.naturundheilen.de

Ken Wilber
„Einfach DAS – Tagebuch eines ereignisreichen Tages“
Fischer Verlag

Siegbert Tempelhof
„Osteopathie, schmerzfrei durch sanfte Berührungen“
GU Verlag

Siegbert Tempelhof
„Rückenschmerzen ganzheitlich behandeln“
GU Verlag

Siegbert Tempelhof
„Fibromyalgie“ GU Verlag

Siegbert Tempelhof
„Akupressur für Kinder“ GU Verlag

Ronny Moriabadi
„Golf – fit!“ BLV Verlag

Uschi Moriabadi
„Pilates. Das Übungsbuch“ BLV-Verlag

Uschi Moriabadi
„Yoga & Pilates – perfekt kombiniert“ BLV-Verlag

Uschi Moriabadi, Ronny Moriabadi
„Lazy Fitness“ BLV-Verlag

Uschi Moriabadi, Ronny Moriabadi
"Gut in Form – Muskeltraining für Frauen" BLV-Verlag

Uschi Moriabadi, Ronny Moriabadi,
„Mollig fit. Das Aktiv-Programm für Frauen mit Format“
BLV-Verlag

Uschi Moriabadi, Ronny Moriabadi,
„Pilates für den Rücken“ BLV-Verlag

Fotografen-Websites:

Erik Aeder, www.erikaeder.com

Nomi Baumgartl, www.i-wonder-nomi.com

Fritz Borchert www.squash-u-bild.net

Thilo Brunner, www.thilobrunner.com

Thorsten Indra, www.thorstenindra.com

Juergen Tap, www.hochzwei.net

Thomas Urner www.foto-urner.de

Constanze Wild, www.constanze-wild.de

Adressen & Kontaktdaten:

Medizinische Kooperationgemeinschaft
Thomas Klein, D.O. M.R.O.
Bürgermeister-Aurnhammer-Str. 6/4.OG
D-86199 Augsburg - Göggingen
Deutschland
Tel. +49 8 21 / 99 87 271
Fax +49 8 21 / 99 87 278
www.med-ko.de

Verband der Osteopathen
Deutschland e. V.
Untere Albrechtstraße 5
63185 Wiesbaden
www.osteopathie.de

Deutsche Gesellschaft für
Osteopathische Medizin (DGOM)
Obere Rheingasse 3
56154 Boppard

Akademie für Osteopathie (AOF)
Römerschatzweg 5
82131 Gauting
www.osteopathie-akademie.de

Ärzteseminar Berlin (ÄMM)
Frankfurter Allee 263
10317 Berlin
www.aemm-aerzteseminar-berlin.de

Deutsch-Amerikanische Akademie
für Osteopathie (DAOM)
Caldenhofer Weg 27
59065 Hamm
www.DAOM.de

Deutsches Register
Osteopathischer Medizin (DROM)
Hartstr. 8
85386 Eching
www.drom.info

Register der traditionellen
Osteopathen in Deutschland
Salinstr. 3
83022 Rosenheim

Register der Osteopathen
Deutschlands (ROD)
Stadtrandstr. 125
13589 Berlin

ÖSTERREICH

Österreichische Ärztegesellschaft
für Manuelle Medizin
Speisingerstr. 109
A-1134 Wien

Österreichische Arbeitsgemeinschaft
für Manuelle Medizin
Wagner-Janregg-Platz 1
A-8053 Graz

Österreichische Gesellschaft
für Osteopathie
Pappenheimgasse 10-16/3/9
1200 Wien
www.oego.org

SCHWEIZ

Schweizerische Ärztegesellschaft
für Manuelle Medizin (SÄMM)
Renggerstr. 71
CH-8038 Zürich
www.samm.ch

Schweizer Register der Osteopathen
Bahnhofstr. 54
CH-8022 Zürich
www.osteopathy.ch

Swiss Association of
Osteopathic Medicin (SAOM)
Feldstr. 48
Ch-4600 Olten
www.saom.ch

Autoren

Thomas Klein, D.O.M.R.O.

Thomas Klein war einer der ersten Osteopathen Deutschlands. Er ist Gründungsmitglied des Verbands Deutscher Osteopathen, VDO. Anfang der 90er Jahre gründete er das REVITAL Therapiezentrum in Königsbrunn, das zum größten ambulanten Therapiezentrum im süddeutschen Raum wurde. Thomas Klein betreibt heute die private Praxis „Med-Ko" in Augsburg. Er betreut seit vielen Jahren Weltklasse-Athleten wie Tennis-Legende John McEnroe, Snowboard-Olympiasiegerin Nicola Thost oder den 11-fachen Deutschen Windsurf-Meister Bernd Flessner, das deutsche Squash-Nationalteam und das Opel Werksteam in der DTM, der Deutschen Tourenwagen-Meisterschaft. Seine Passion sind Boardsports und Gleitsportarten und er hat diese zum Beruf gemacht – Surfen im Körper.
www.thommiklein.de

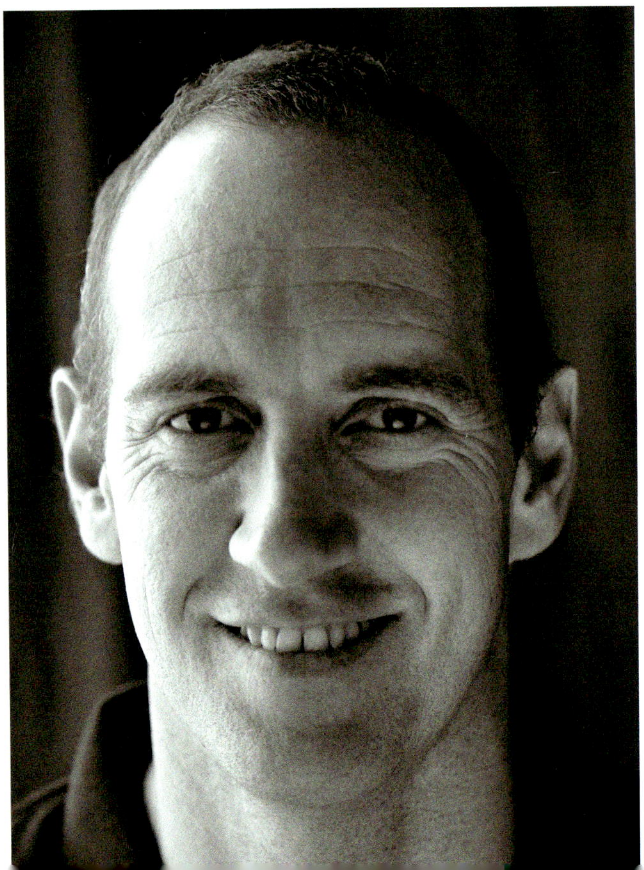

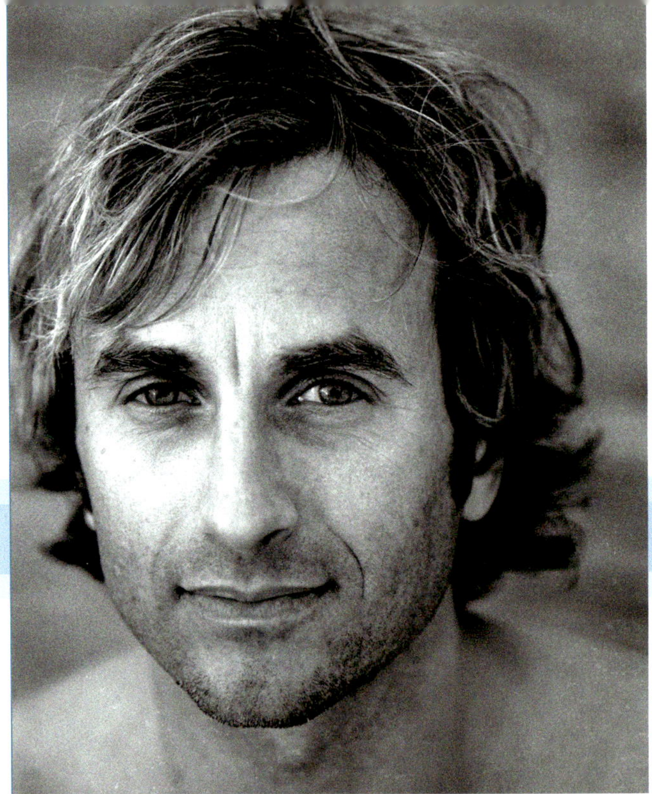

Joseph Schoeninger

Der gebürtige Österreicher ist seit der Schulzeit als Autor tätig und gewann diverse Jugend-Literaturpreise. Nach dem Journalismus-Studium war er als Nachrichten-Redakteur und Moderator für den ORF, Österreichischer Rundfunk, in Wien tätig. In den 90er Jahren spezialisierte er sich auf Trendsport- und Actionsportarten als freier Journalist, Moderator und Producer, u.a. für Eurosport TV in Paris, für die ISF Snowboard World Tour und den PWA Windsurfing Worldcup. Im Jahr 2000 wechselte er ins Management, entwickelte und produzierte mit seinem Team die „Nea Awards" zur ISPO-Sportmesse in München, die erste Actionsports-Award Live-TV-Show, die die weltbesten Extremsport-Athleten in zehn verschiedenen Sportarten auszeichnete. 2003 gründete er das Unternehmen Beautiful Days, das auf Entwicklung, Vermarktung und Produktion von innovativen Formaten für Actionsports, Jugendkultur und Integrale Medizin spezialisiert ist. Joseph Schoeninger ist Autor des Buchs „Windsurfing's greatest athletes" und lebt in den USA und in Europa.

Geschrieben wurde dieses Buch auf Hawaii. Die Inseln in der Südsee sind ein Wellenreit- und Windsurf-Paradies und somit der ideale Ort für den Co-Autor Joseph Schoeninger, um seine sportliche Passion zu leben. Jeden Tag konnte er am Wellenreit- oder Windsurf-Brett die Kraft des Ozeans und der Wellen genießen und die Schönheit und Energie der Natur Hawaiis in seine Arbeit einbringen.

Ein großes Dankeschön und Mahalo von den Autoren:

den Athleten Nicola Thost und Bernd Flessner; Peter Schöffel, Fa. Schöffel; Dietmar Damith, Windsurfing Chiemsee; Jörn Zeller, Patagonia; Cuan Peterson, Oakley; Fernando Aguerre, Liquid Tribe; Günter Holzer, AM Holzer; Stefan Kober, Cancom; Albert Baur, Baur-Design; Andy Sasse, Flexi Sports; Peter Kanzlsberger, NAWA Vertrieb; Gabriele von Ehrlich, Xenofit & Verla-Pharm; Constanze Wild für die einfühlsame Photographie der osteopathischen Behandlungen; Christine Gutter fürs tolle Layout; Christian Hundertmark, C100 Studio, und Carmen Münkel für die Dummy-Produktion; den Models Niki, Uli, Stefan und surfer bro Carsten Kurmis, Tabea und Elena; Anna; Michi Schweiger, Naish Sails Hawaii; Malik Cotter, Dragon Den Hawaii; Gus Taylor, Hawaii; Steve and Lesley Hargrove, Hawaii; Josh Stone, Hawaii; Antje Schäfer; Silvia Rössel; Aleks Seculovic; Anne Devillard, Natur & Heilen, für Ihre Inspiration; Christina Kessler; Mantak Chia, Universal Tao, Timo Scheider, Andy Laufer, Robby Seeger, Thomas Lange, Hannes Daxbacher, Tarek Rasouli, Sabine Tillman; Manfred Herwig, Karin Beriere, Achim Stutzmann, Martin Lang; Konrad Dobler, Thierry Lincou, Dieter Medikus; Robert Klein, Gerüstbau Klein; der Familie Klein, der Familie El Masry; der Familie Josef und Hilde Schöninger; Josef Eisner; Dr. Gert Kollegger; windsurf bro Rudi Seeberger; Pit Karches, den Fotografen Thilo Brunner, Thorsten Indra, Erik Aeder, NOMI Baumgartl, Jürgen Tap, Fritz Borchert, Robby Bösch, Volker Lauterbach.

1. Auflage 2007
Gestaltung & Layout: Christine Gutter, Joanna Krettek
Druck: Firmengruppe APPL, aprinta druck, Wemding
ISBN-13: 978-3-00-019692-8

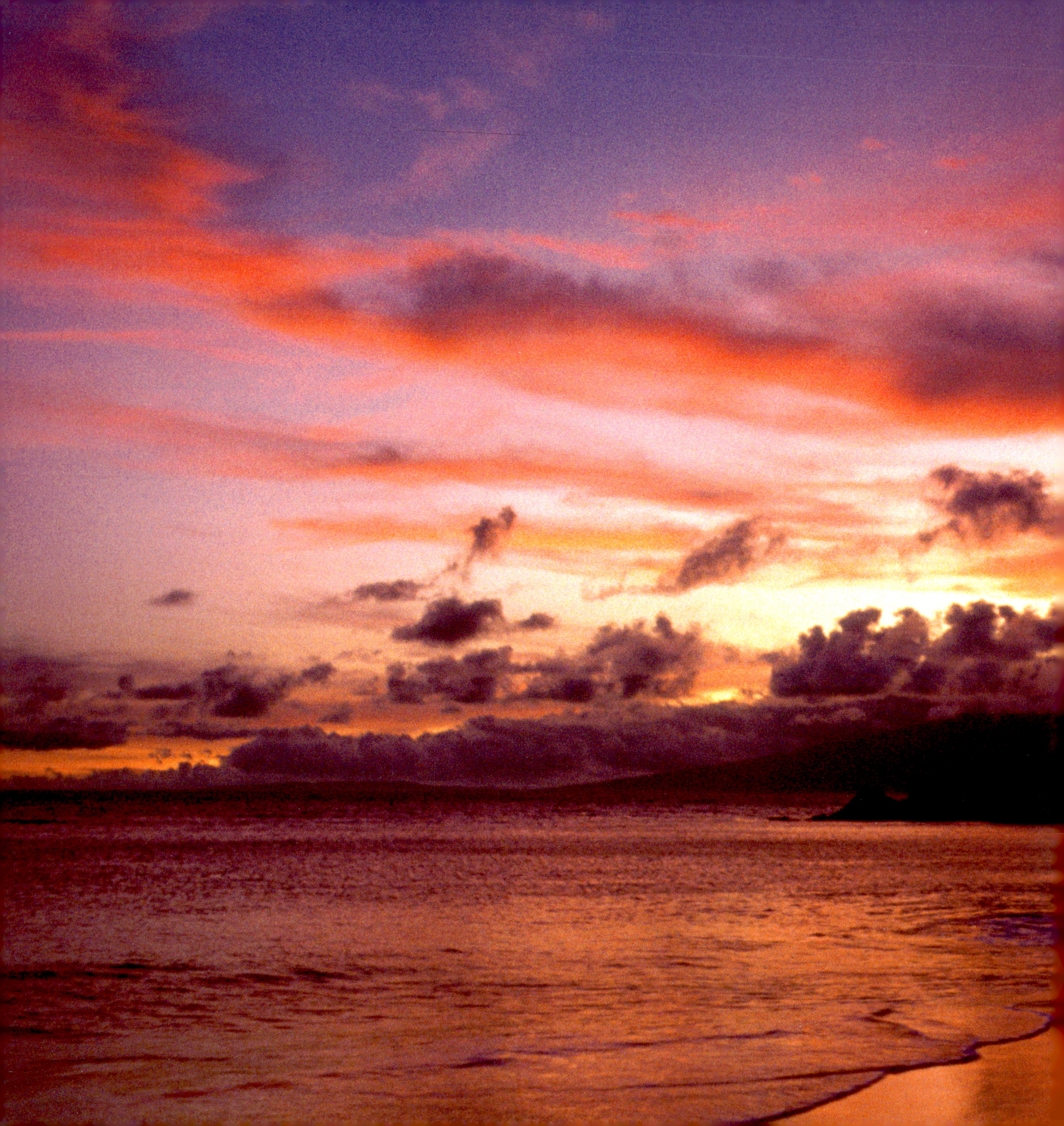